PD Dr. med. Robert W. Gorter

Iscador®
Mistelpräparate aus der anthroposophisch
erweiterten Krebsbehandlung

PD Dr. med. Robert W. Gorter

ISCADOR

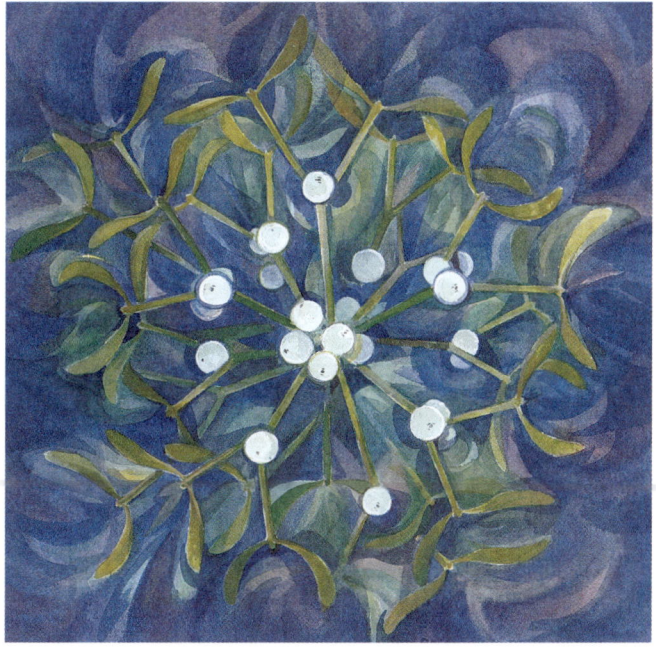

**Mistelpräparate aus der anthroposophisch
erweiterten Krebsbehandlung**

Verlag für GanzheitsMedizin

Die Deutsche Bibliothek – CIP-Einheitsaufnahme

Gorter, Robert W.:
Iscador – Mistelpräparate aus der anthroposophisch erweiterten
Krebsbehandlung / Robert W. Gorter. - 1. Aufl. - Basel : Verl. für
GanzheitsMedizin, 1998
    ISBN 3-905436-02-7

Anschrift des Verfassers:

Privat-Dozent Dr. med. Robert W. Gorter
Europäisches Institut für onkologische und immunologische Forschung
Hardenbergstrasse 19, D-10623 Berlin

1. Auflage 1998

ISBN 3-905436-02-7

Fotos: Verein für Krebsforschung, Arlesheim; Arboris Verlag, Bern.
Illustrationen: W. Roggenkamp; Verein für Krebsforschung, Arlesheim.
Gestaltung, Satz, Layout (auf QuarkXPress Passport): Verlag für GanzheitsMedizin, Basel.
Gedruckt auf Naturpapier, fein holzhaltig, hergestellt aus 100% chlorfrei gebleichten Rohstoffen, säurefrei.

Vorwort

Als anthroposophischer Arzt ist es mir eine grosse Freude, Ihnen dieses aktuelle Buch vorlegen zu können. Ein Buch, das dem Leser dazu dienen soll, Grundlagen und Hintergründe der Krebstherapie und die Möglichkeiten mit dem Mistelpräparat Iscador besser zu verstehen.
Ein Buch, das anregen soll, ein Buch, das aber auch sicher viele Fragen offen lassen muss und dadurch eine Grundlage sein kann für Gespräche mit dem Arzt und den Menschen, die einem zur Seite stehen.

Die Krebserkrankung ist im 20. Jahrhundert zu einer der häufigsten Todesursachen in unserer Zivilisation geworden. Zu den wichtigsten, äusserlichen Faktoren bei der Krebsentstehung gehören die folgenden:

- Umwelteinflüsse wie: UV-Licht, sogenannte Pflanzenschutzmittel, Luft- und Bodenverschmutzung etc.,

- virale Infektionen wie z.B. Humane Papillomviren bei Gebärmutterhalskrebs, HIV (Humanes Immundefizienz-Virus) bei Lymphdrüsenkrebs und Kaposi-Sarkom, Hepatitis-B-Virus und Hepatitis-C-Virus bei Leberkrebs,

- diverse Medikamente (Hormone, Chemotherapie, Bestrahlung),

- Rauchen bei Lungenkrebs,

- verschiedene Essgewohnheiten (künstliche Aromastoffe, Farbstoffe und Konservierungsmittel).

Zudem haben Allergien, Autoimmunkrankheiten und chronische Erschöpfungszustände in den letzten Jahrzehnten rasch zugenommen. Es ist sehr aufschlussreich, dass die moderne Immunologie nachgewiesen hat, dass bei der Entstehung der genannten Krankheiten das menschliche Abwehrsystem eine wichtige Rolle spielt.
Dieses Abwehrsystem kann aber nicht nur durch die o.g. Faktoren beeinflusst werden, sondern auch entscheidend durch die seelisch-geistige Funktion und Konstitution des Menschen geschwächt – aber auch gestärkt werden. Der Übergang von der einen (seelischen) zur anderen (körperlichen) Ebene ist fliessend und bisher noch unzureichend erforscht.

In jedem Fall dürften auf der körperlichen Ebene zwei Faktoren im Vordergrund stehen:

- Die Wahrnehmungsfunktion des Immunsystems: Es unterscheidet, was ungefährlich (gesunde Zellen und Körperfunktionen) und was schädlich für den Körper ist (Fremdkörper, chronisch infizierte Zellen,

Krebszellen). Es unterscheidet zudem, was körpereigen und was körperfremd ist (Selbst und Nicht-Selbst).

- Die Verdauungsfunktion des Immunsystems: Das Immunsystem löst auf und verdaut, was als fremd und gefährlich erkannt wurde. Das kann sich auf Vorgänge und auf Stoffe beziehen.

Die Aufrechterhaltung dieser Funktionen ist sehr wichtig für die Verhinderung der Entstehung einer soliden Krebserkrankung. Jeden Tag entarten im Körper tausende von Zellen und werden bösartig (maligne). Gewisse Immunzellen (Lymphozyten) können diese bösartigen Zellen aber erkennen und normalerweise abtöten. Menschen mit einem gesunden Immunsystem können sich dadurch gegen Krebs wehren; man spricht dann von biologischer Krebsabwehr. Es ist aber immer wieder möglich, dass das Immunsystem eines Menschen plötzlich nicht länger in der Lage ist, diese entarteten Zellen wahrzunehmen und aufzulösen. Und dann entsteht Krebs.

In der modernen Krebstherapie sind nun nicht nur Chirurgie, Bestrahlung und Chemotherapie von Bedeutung, sondern es wird in zunehmendem Masse auch eine Anregung des körpereigenen Abwehrsystems berücksichtigt. In der modernen Onkologie spielen dabei sogenannte **Immunmodulatoren** eine wichtige Rolle. Immunmodulatoren sind sog. Botenstoffe (Zytokine), die von Lymphozyten und anderen Zellen des Organismus produziert werden und das Immunsystem und deren wichtige Abwehrzellen «modulieren», d.h. sinnvoll unterstützen und anregen. Schon seit einigen Jahren werden deshalb z.B. Interferone und Interleukin-2 in der Krebstherapie eingesetzt.

Daneben gibt es aber auch eine Reihe von komplementärmedizinischen Hilfen, die sich über viele Jahre in der Krebstherapie bewährt haben. Dabei steht die **Therapie mit Mistelextrakten** sicherlich in der vordersten Reihe.

Die Weissbeerige Mistel (*Viscum album*) wurde von RUDOLF STEINER (1861–1925), dem Begründer der Anthroposophie, am Anfang dieses Jahrhunderts erstmalig als Heilpflanze in die Krebstherapie eingeführt. Er wies schon sehr früh darauf hin, dass die Mistel die für die Heilprozesse wichtigen Körperfunktionen stützt, und dass damit die Abwehr gegen Krebs gestärkt werden kann. Anfang der zwanziger Jahre hat dann ITA WEGMAN, eine holländische Ärztin, das Mistelpräparat **Iscador** konkret in die Krebstherapie eingeführt.

Es liegen also klinische Erfahrungen mit Iscador seit Anfang der zwanziger Jahre vor.

Die folgenden Ausführungen sollen dem Leser einen tieferen Einblick in die botanische Welt der Mistelpflanze, deren Verarbeitung zum Mistelpräparat Iscador und dessen Anwendung im klinischen Alltag und in der Praxis er-möglichen – ergänzt durch Informationen aus der klinischen Mistelforschung.

Viele Hände haben in den letzten Monaten fleissig an diesem Werk gearbeitet.

Allen diesen helfenden Händen und Köpfen sei hiermit herzlich gedankt. Wir hoffen, dass dieses Buch viele Ihrer Fragen zur Krebserkrankung und zum anthroposophischen Therapie-ansatz mit dem Mistelpräparat Iscador beantworten und Ihnen dadurch eine gute und sinnvolle Lebenshilfe sein kann.

PD Dr. med. Robert W. Gorter
Europäisches Institut für onkologische und immunologische Forschung

Berlin, im September 1998

Inhalt

Einleitung

Anfang unseres Jahrhunderts begründete RUDOLF STEINER, neben vielen anderen Erneuerungen, die er innerhalb unseres Kulturlebens impulsierte, die anthroposophische Medizin. Diese basiert im wesentlichen auf einer geisteswissenschaftlichen Betrachtung des gesunden Menschen, der sich in innigem Gleichgewicht und im Wechselspiel mit unterschiedlichen Ebenen der Schöpfung befindet und der, wenn er erkrankt, aus diesem herausgerückt ist.

Aus eigener Anschauung, Erfahrung und Überlegung beschrieb Rudolf Steiner den Menschen unserer Zeit als viergliedriges Wesen mit

- einem mineralisch-stofflichen Anteil als Grundlage für den physischen Körper (Physischer Leib),

- einem diesen physischen Körper durchziehenden und belebenden Bilde-Kräfte-Feld (Ätherleib),

- dem gefühls- und empfindungsbezogenen Seelenleben (Astralleib), welches die beiden unteren Wesensglieder durchsetzt und impulsiert, und

- dem selbstbewussten und geistdurchdrungenen Ich, welches den Menschen in seiner Ganzheit mit besonderen Fähigkeiten begabt und über das Tierreich erhebt.

Für die Behandlung erkrankter Menschen ergab sich daraus eine Vielzahl neuer therapeutischer Ansätze. Die anthroposophische Medizin und Pharmazie bedient sich dabei im besonderen der Stoffe und Kräfte der Naturreiche, d. h. der Welt der Mineralien, Pflanzen und Tiere.

Zur Bekämpfung der Krebserkrankung empfahl Rudolf Steiner schon im Jahr 1917 die Injektion von Extrakten aus der Mistelpflanze, eine Empfehlung, welche die Ärztin ITA WEGMAN dankbar aufnahm und in die ärztliche Tat umsetzte.

In den folgenden Jahren – bis zum Tode Rudolf Steiners 1925 – wurden die Beobachtungen und Erfahrungen Ita Wegmans durch viele weiterführende Hinweise und Angaben R. Steiners zu den Besonderheiten der Mistel und zur speziellen Verarbeitung dieser Pflanze zu einem spezifischen Krebsmittel ergänzt. Dieser Schatz von Empfehlungen und Anregungen ist auch heute sicherlich noch lange nicht ausgeschöpft.

Um dem gesteckten Ziel, die Verarbeitung der Mistel zu optimieren, möglichst schnell näherzukommen, wurde im Jahr 1935 der VEREIN FÜR KREBSFORSCHUNG gegründet. Diese Institution befasst sich seitdem ganz mit der Herstellung, Entwicklung und Erforschung des aus der Mistel gewonnenen Präparates Iscador. Als dann – im Jahr 1963 – innerhalb des Verein für Krebsforschung die LUKAS KLINIK Arlesheim gegründet wurde, welche sich auf die Behandlung krebskranker Menschen mit Mistelextrakten sowie den angemessenen Begleittherapien aus der anthroposophischen und auch der konventionellen Medizin spezialisierte, eröffneten sich aufgrund intensiver klinischer Beobachtungen und Erfahrungen wiederum neue Möglichkeiten für weitere Forschung und Entwicklung an Iscador.

So kann die anthroposophische Misteltherapie inzwischen auf eine gut 80jährige Geschichte zurückblicken, die vom stetigen Bemühen gekennzeichnet ist, für eines der grossen Zeitprobleme des 20. Jahrhunderts, die Krebserkrankung, ein wirksames Heilmittel zur Verfügung zu stellen; ein Heilmittel, welches bisher schon vielen Menschen eine wichtige Hilfe war, das es aber auch weiterhin zu verbessern gilt.

Dieses Buch soll jedem interessierten Menschen die Möglichkeit geben, sich mit den Grundlagen zu befassen, auf denen die Herstellung der Iscador-Präparate beruht. Bei der Abfassung dieser Schrift wurde versucht, auf möglichst anschauliche und allgemeinverständliche Weise darzustellen, wie die botanischen Besonderheiten der Mistelpflanze durch eine spezielle und angemessene pharmazeutische Behandlungsweise zu neuen, zukunftweisenden therapeutischen Möglichkeiten bei der Behandlung der Krebserkrankung führen.

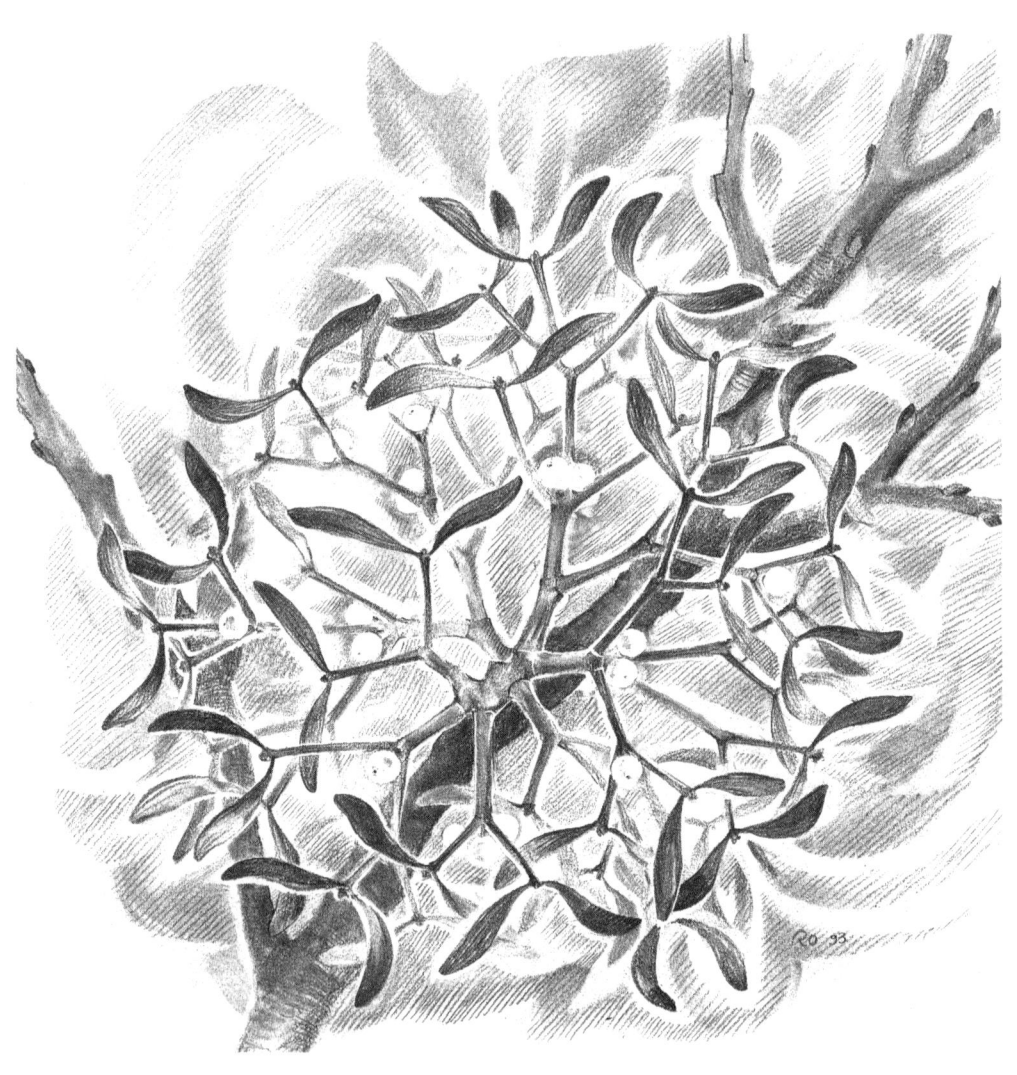

Die Mistel

Arten und Unterarten der Mistel

Es gibt auf der Erde rund 1400 Pflanzenarten, die als Misteln bezeichnet werden. Sie sind hauptsächlich in den Familien *Viscaceae* und *Loranthaceae* zusammengefasst. Ein gemeinsames Merkmal fast aller Misteln ist, dass sie nicht im mineralischen Erdboden wurzeln, sondern auf anderen, meist holzigen Pflanzen leben [1].

In Europa kommen vier Mistelarten vor:
- die gelbbeerige Riemenblume *(Loranthus europaeus)*
- die Wacholder-Zwergmistel *(Arceuthobium oxycedri)*
- die rotbeerige Mistel *(Viscum cruciatum)* und
- die Weissbeerige Mistel *(Viscum album)*

Nur die Weissbeerige Mistel wird zur Behandlung der Krebserkrankung verwendet. Sie kommt in Mitteleuropa mit drei Unterarten vor:
- als Laubholzmistel *(Viscum album ssp. album)* auf vielen verschiedenen Laubgehölzen
- als Kiefernmistel *(Viscum album ssp. austriacum)* auf Kiefern *(Pinus)*
- und als Tannenmistel *(Viscum album ssp. abietis)* auf Tannen *(Abies)*

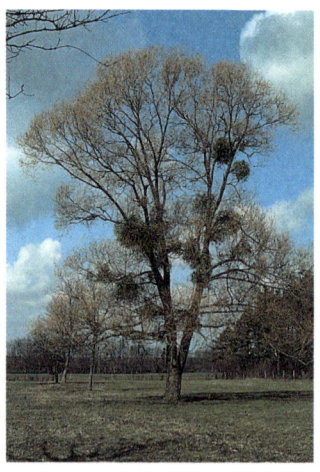 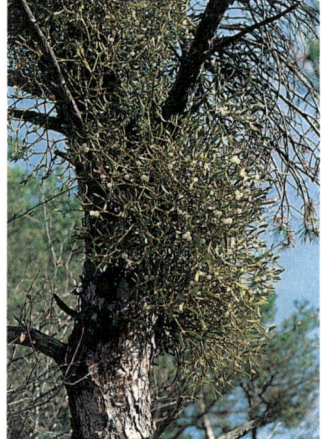 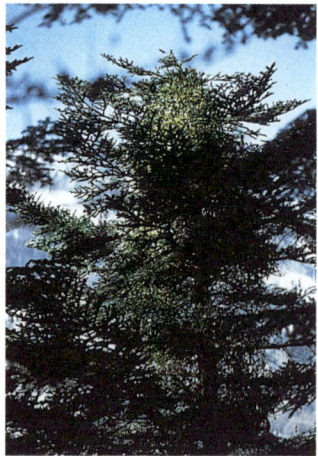

Laubholzmistel   Kiefernmistel   Tannenmistel

Vorkommen der Weissbeerigen Mistel

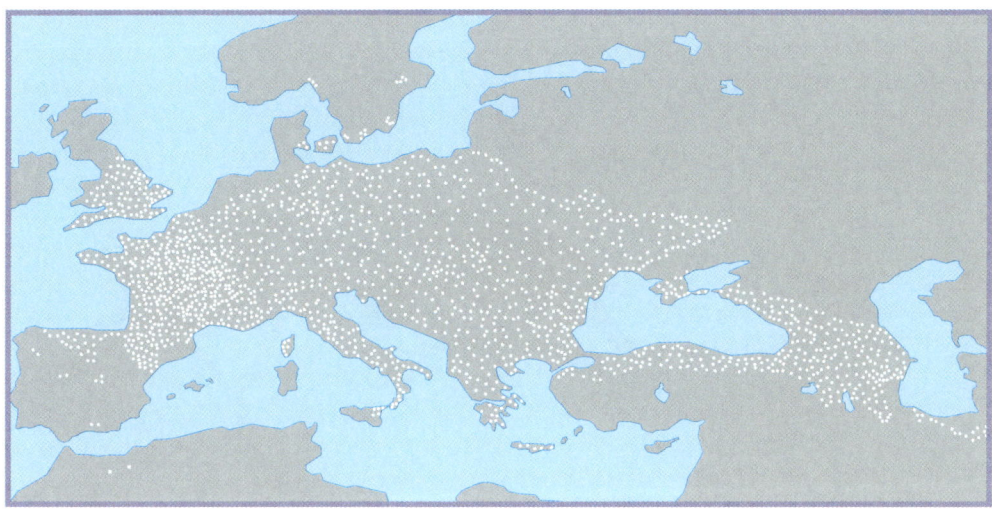

Die Verbreitung der Weissbeerigen Mistel hängt im wesentlichen davon ab, dass Wasserversorgung, Licht und Wärme ihren Ansprüchen genügen. So begrenzen im hohen Norden und im kontinentalen Osten zu starke Winterfröste ihr Vorkommen, und im Süden können zu geringe Niederschläge und die zu starke Sonnenstrahlung ihre Ausbreitung einschränken.

Zusätzlich scheinen verschiedene, bis heute nicht restlos aufgeklärte Bodenfaktoren für die Besiedlung bestimmter Landstriche mit Misteln verantwortlich zu sein.

Schliesslich hängt die Mistelvermehrung in der Natur mit der Vogelwelt zusammen, so dass Misteln sich nur dort ausbreiten können, wo die entsprechenden Vögel (Misteldrossel, Mönchsgrasmücke und Seidenschwanz) leben oder durchziehen und die geeigneten Wirtsbäume vorhanden sind.

Vom Klima, vom Boden und von der sonstigen Umgebung her optimale Bedingungen scheint die Weissbeerige Mistel in Frankreich zu finden. Hier ist – wie die Karte zeigt – die grösste Dichte in ihrem Vorkommen festzustellen [2].

Mistelverbreitung

In der Natur wird die Mistel durch Vögel verbreitet. Mönchsgrasmücke, Misteldrossel und Seidenschwanz fressen die Mistelbeeren auf unterschiedliche Weise.

Mistelverbreitung durch die Misteldrossel

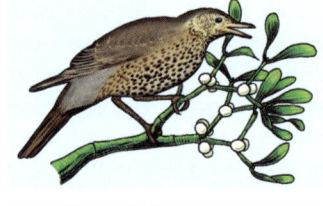

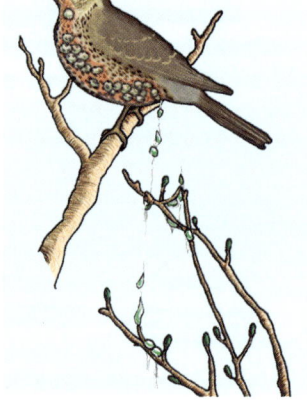

Eine Misteldrossel frisst 10–12 Mistelbeeren. Sie schluckt sie ganz (Januar bis März).

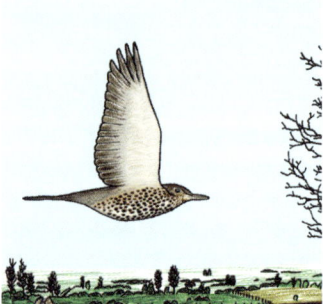

Anschliessend sitzt sie ganz oben im Baum und verdaut ihre Mahlzeit. Wird sie jedoch dabei gestört, so fliegt sie weg und lässt sich auf einem anderen Baum nieder.

Nach kurzer Zeit fallen die Reste ihrer Verdauung, d.h. intakte, keimfähige, schleimige Kerne, nach unten. Einige Kerne bleiben am Ast kleben, wo sie später keimen können.

Mistelverbreitung durch die Mönchsgrasmücke

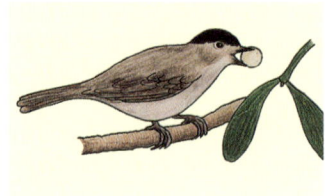

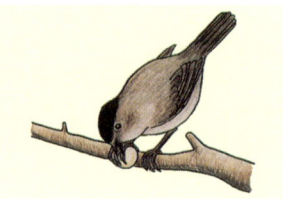

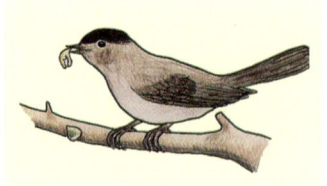

Eine Mönchsgrasmücke pickt eine einzelne Mistelbeere ab (März/April).

Sie hält die Beere mit ihren Krallen an einem nahegelegenen Zweig.

Sie trennt die Beerenhaut vom Samen, verschluckt sie und lässt den Samen auf dem Zweig kleben.

Mistelkeimung

Zur Keimung der Mistel sind nur Licht und Wärme nötig. Für die Weiterentwicklung allerdings braucht die Mistel direkten Anschluss an die Holzgefässe des Wirtsbaumes.

Mistelkeimung

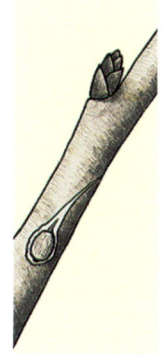

Das schleimig-leimige Fruchtfleisch trocknet aus und befestigt die Samen auf dem Wirtszweig.

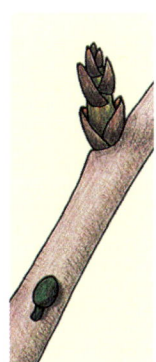

Die Keimung beginnt im April. Die grünen Keime strecken sich aus den Kernen heraus. Die Keimspitzen wachsen gegen die Rinde des Baumes.

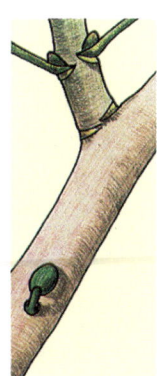

Ende Mai: Die Keimspitzen haben sich auf den Zweig gedrückt und Haftscheiben gebildet. Im Juni und Juli zeigen sich keine grossen Veränderungen.

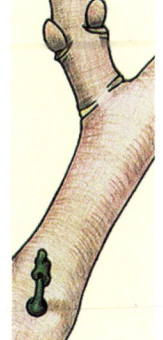

Im August oder im September richten sich die Mistelkeime auf. Im Herbst und im Winter wachsen die Keime nicht weiter. Sie bleiben jedoch grün, während die Kerne zu schrumpfen beginnen.

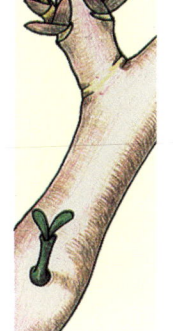

Im Mai des folgenden Jahres wachsen die Blättchen (etwa 1 cm), und der Wirtszweig wird dicker. Dies zeigt, dass der Baum die Mistel angenommen hat.

Eichenmistelkultivierung

Misteltragende Eichen sind in der Natur sehr selten, sie kommen fast ausschliesslich in Frankreich vor. Daher besteht die Notwendigkeit, sie zu vermehren, wenn man grössere Mengen der Eichenmistel für die Herstellung von Heilmitteln benötigt [3].

Es gibt verschiedene Vermehrungsmethoden. Die bis heute erfolgreichste ist folgende: Man sucht in Frankreich schöne, gesunde Eichen, die Mistelbüsche tragen. Ihre Äste beklebt man mit vielen frischen Samen einer Laubholzmistel. Wenn alles gut verläuft, kann man nach etwa 10 Jahren die ersten Misteln ernten, die durch die Aussat zusätzlich gewachsen sind.

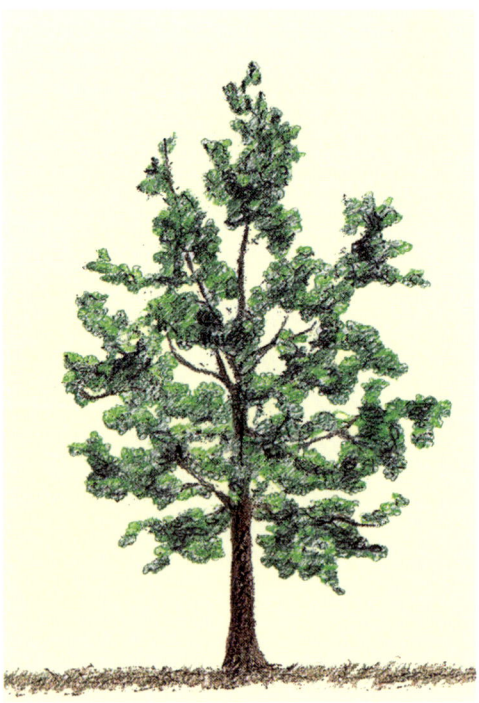

Die Anzahl der Mistelbüsche auf einer mistelempfänglichen Eiche soll erhöht werden.

Mistelaussaat durch den Menschen

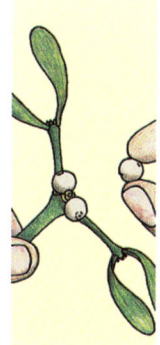

Es ist März oder April. Man pflückt reife Beeren von einem Mistelbusch, der auf einem Laubbaum gewachsen ist: Apfelbaum, Pappel, Linde, Weide, Robinie oder andere.

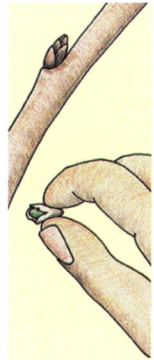

Nun quetscht man mit den Fingern vorsichtig die Kerne aus der Beerenhaut.

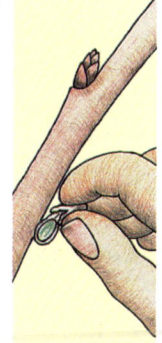

Anschliessend werden sie auf einen Zweig der mistelempfänglichen Eiche geklebt.

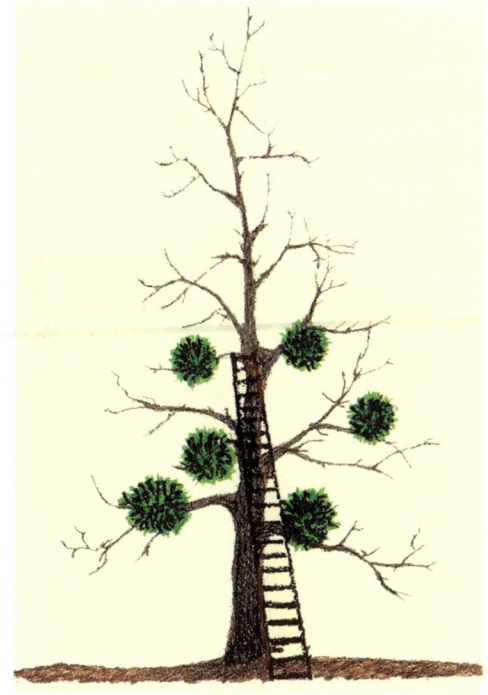

Aus den Mistelsamen haben sich nach ca. 10 Jahren einige Büsche entwickelt. Die Mistelernte kann beginnen.

19

Der Senker – die «Wurzel» der Mistel

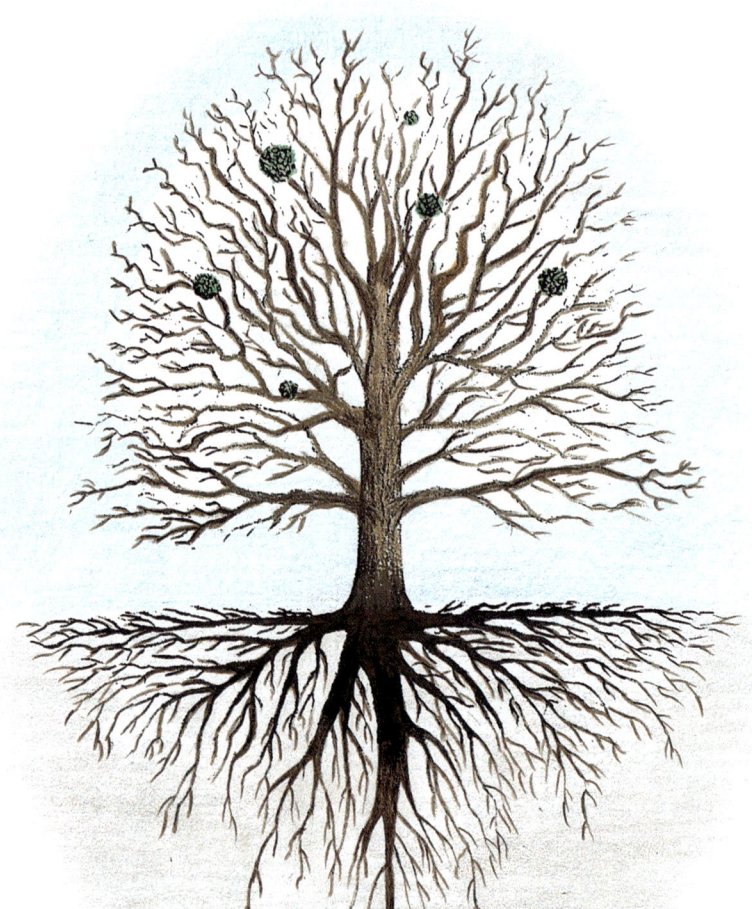

Blühende und fruchtende Pflanzen wachsen im allgemeinen mit weitverzweigten Wurzeln in das Innere der Erde. Das gilt auch für die Wirtsbäume der Mistel, deren unterirdisches Wurzelwerk oft genau so gross ist wie die oberirdische Krone.

Anders verhält es sich bei der Mistel: Sie bildet kein unterirdisches Wurzelsystem und verbindet sich nicht mit dem Erdboden.
Der Baum schafft den Lebensgrund, auf dem die Mistel gedeihen kann.

Die Mistel «wurzelt» mit einem Senker im Holz des Baumes, der sie mit Wasser und Mineralien versorgt. Sie kann diese Substanzen nicht aus der Erde aufnehmen, weil ihr eine echte Wurzel fehlt.

Der anfangs grüne Senker ist nicht – wie oft vermutet wird – aktiv in das Wirtsholz hineingewachsen. Er wurde vielmehr vom Kambium, der lebendigen, teilungsfähigen Zellschicht des Wirtsbaumes, umwachsen und gelangte passiv in dessen Holz. Zusammen mit dem Wirtskambium wächst der Mistelsenker später nur noch in die Peripherie.

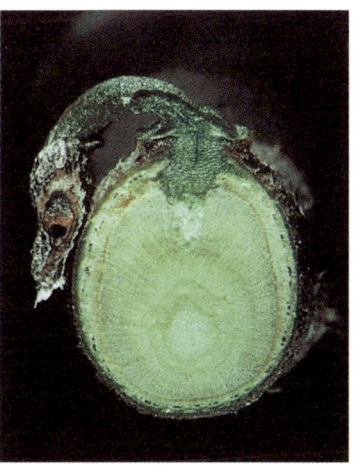

Querschnitt eines jungen Zweiges mit Mistelkeim und Senker

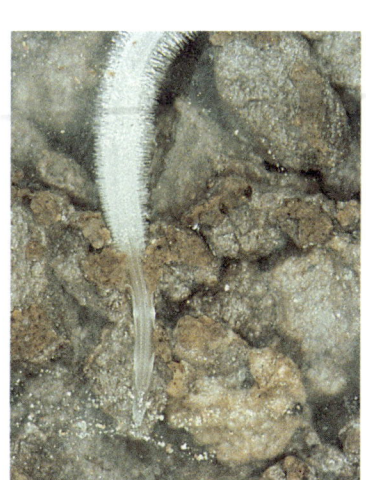

Wurzelspitze mit Wurzelhaaren

Wurzelspitzen dagegen dringen unter ständiger Zellteilung und -streckung fortwährend in das Erdinnere vor. Die äussere Wurzelhaut stülpt unzählige feine Zellfortsätze in das umgebende Erdreich aus. Diese zarten Wurzelhaare lassen Wasser und Mineralien zunächst ungehindert in das Innere der Wurzel fliessen, bis sie auf eine Barriere treffen.

Diese Grenzschicht «kontrolliert» den Durchlass der im Wasser gelösten Mineralien, die in den Leitgefässen des Holzes schliesslich im Baum aufwärts- und dem Mistelsenker entgegenströmen.

Entwicklung eines Mistelbusches

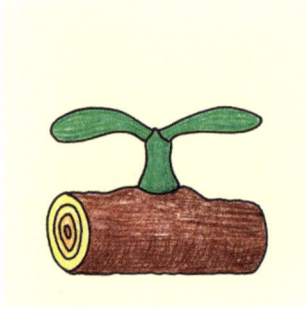 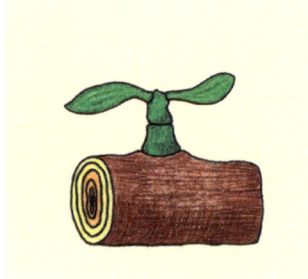 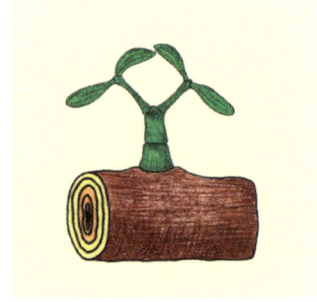

ca. 2 Jahre alt   ca. 3 Jahre alt   ca. 4 Jahre alt

Der Mistelbusch entwickelt sich ausgesprochen langsam. Seine vegetative Entfaltung ist stark gehemmt.
Wo andere Pflanzen, wie die Rose, am Jahrestrieb zahlreiche Blätter entfalten, zeigt die Mistel lediglich ein Blattpaar.

Jeder Mistelzweig strebt, sobald dieses Blattpaar gebildet ist, sogleich in die dazwischen veranlagten Blüten.
Denn bereits während der in verborgenen Achselknospen stattfindenden Blattbildung lenkt der Blühimpuls die weitere Entwicklung der Mistel von der vegetativen in die generative Phase.

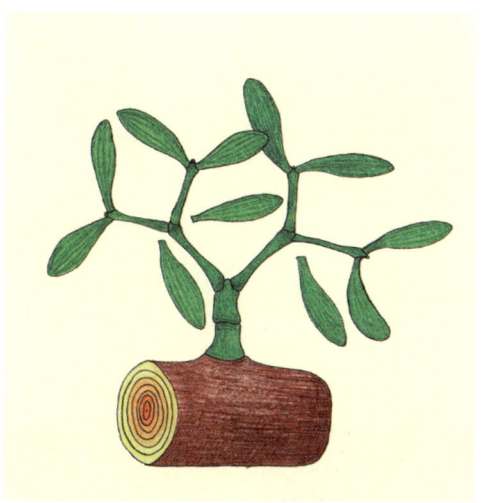

ca. 5 Jahre alt

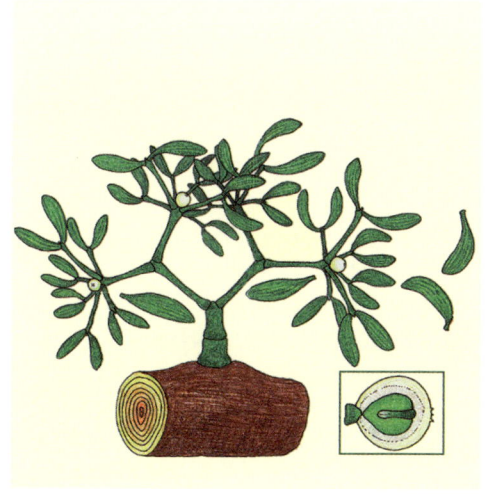

ca. 6 Jahre alt
Rechts im Bild: Reife Mistelbeere im Querschnitt

Daraus ergibt sich auch die typische Verzweigung der Mistel, die im Laufe einiger Jahre zur charakteristischen Kugelgestalt des Mistelbusches führt. Autonome Wachstumsbewegungen lösen zudem jeden jungen Mistelzweig aus seiner anfänglich aufrechten Orientierung zwischen Schwere und Licht und weisen ihm die entsprechende Ausrichtung im Rund des kugeligen Busches zu. Die 2-jährigen Mistel-blätter werden im Herbst grün abge-worfen.

Die einfache, gehemmte und zugleich wie stilisierte Gestalt der Mistelzweige ähnelt jener von jungen Keimlingen. Insbesondere die Blätter der Mistel zeigen sich weniger den Laubblättern als vielmehr den Keimblättern höherer Pflanzen verwandt. Deshalb wird gerade die Weissbeerige Mistel oft auch als «Aggregat von Keimpflanzen» bezeichnet.

Blüte, Frucht und Embryo der Mistel

Im Alter von fünf bis sieben Jahren beginnt der Mistelbusch zu blühen. Mit der Blüte, die im Februar/März ihren Höhepunkt erreicht, stellt sich die Mistel ausserhalb des für die Baumwelt normalen Jahreslaufes.

Die Mistel ist eine zweihäusige Pflanze, d. h., es gibt Mistelbüsche, die nur «männliche» Blüten, und solche, die nur «weibliche» Blüten tragen.

Bestimmte Insekten (Fliegen, Ameisen und Schwebfliegen) sorgen für die Bestäubung, worauf die rund neun Monate dauernde Entwicklung der Mistelfrucht beginnen kann [4].

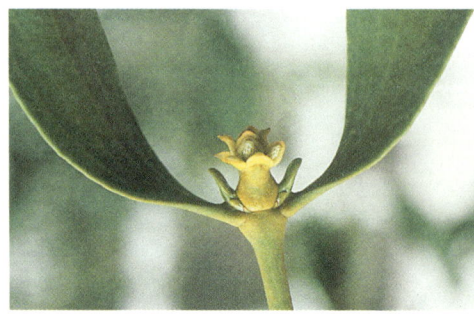

Männliche Mistelblüte

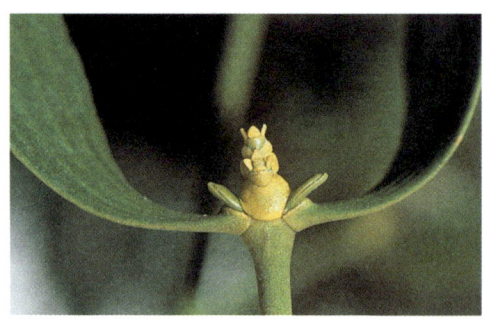

Weibliche Mistelblüte

Im Innern der Frucht, im Nährgewebe, vollzieht sich ab Ende Juni die Entwicklung von ein oder zwei Mistel-embryonen, die gegen Ende September mit der Reifung abgeschlossen wird.

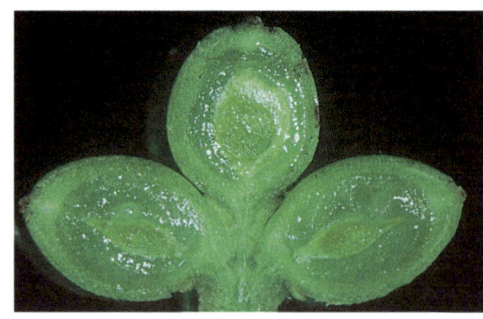

Mistelfrüchte Ende Juni

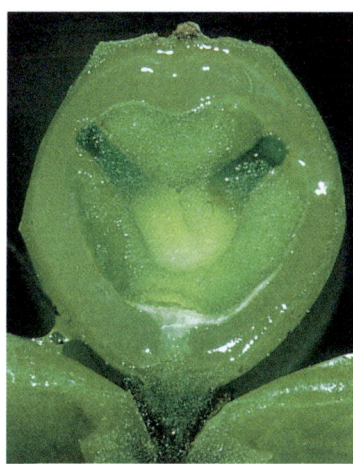

Mistelfrucht im Oktober

Erst spät im Jahreslauf, im Spätherbst, erreicht die Mistelfrucht die Vollreife. Die Fruchthaut entfärbt sich, und die Mistelbeere schimmert jetzt weiss im winterlichen Sonnenlicht.

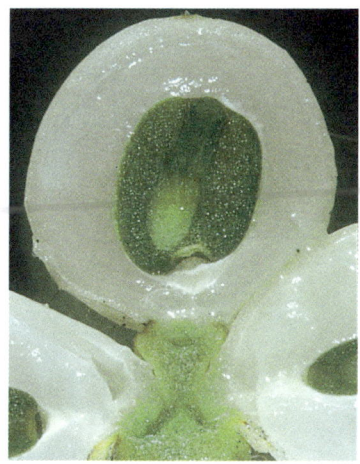

Mistelfrucht im November

Im Innern der Mistelfrucht, vom durchsichtigen, süsslichen Fruchtfleisch umhüllt, verbleibt der grüne Kern in einem mild gedämpften Licht, das ihn durch den Winter trägt.
Ohne dieses Licht würde der Mistelembryo in kurzer Zeit sterben.

Giftsubstanzen in der Mistel

Die Mistel enthält u.a. zwei Gruppen von Giftsubstanzen: Viscotoxine und Mistellektine [5].

Viscotoxine und Mistellektine sind Eiweissverbindungen, die im Verdauungstrakt abgebaut werden können. Deshalb ist die Mistel trotz ihrer Giftigkeit eine beliebte Nahrungspflanze für Wild und Vieh.

Die Viscotoxine sind an der Peripherie des Mistelbusches, in den Blättern angehäuft und fehlen im Senker. Sie haben durch ihren molekularen Bau und durch ihre pharmakologischen Wirkungen eine ganz enge Verwandtschaft mit Schlangengiften (Cardiotoxine z. B. der Kobra). Sie wirken zytolytisch, d. h., sie lösen Krebszellen auf.

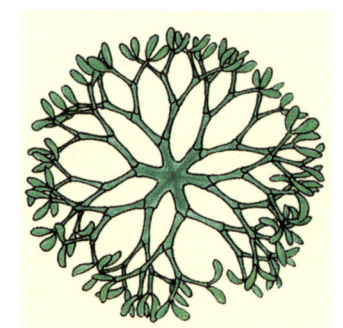

Die Mistellektin-abhängige Giftigkeit konzentriert sich gegen das Zentrum der Mistel zum Senker hin, dort, wo normale Pflanzen ihre Wurzeln bilden. In den Blättern ist sie nur gering vorhanden.

Die Mistellektine sind verwandt mit dem Lektin des Rizinus. Sie wirken zytostatisch, d. h., sie hemmen das Wachstum von Krebszellen.

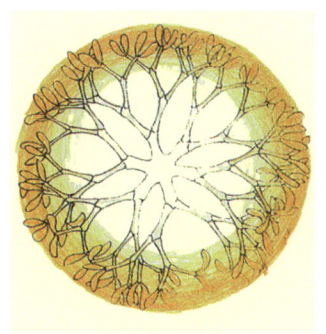

Viscotoxine

Viscotoxinabh. Giftigkeit

Blätter	
1jähr. Stengel	
2jähr. Stengel	
3jähr. Stengel	
4jähr. Stengel	
Senker	
4jähr. Stengel	
3jähr. Stengel	
2jähr. Stengel	
1jähr. Stengel	
Blätter	

0 1 2 3 4 5 6
Tausend Einheiten/g Pflanze

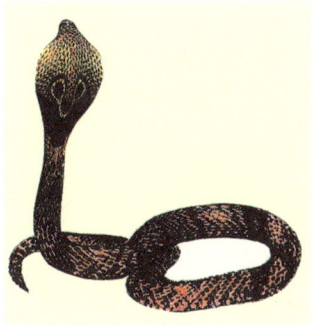

Kobra

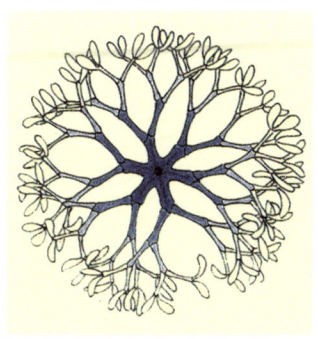

Mistellektine

Lektinabhängige Giftigkeit

Blätter	
1jähr. Stengel	
2jähr. Stengel	
3jähr. Stengel	
4jähr. Stengel	
Senker	
4jähr. Stengel	
3jähr. Stengel	
2jähr. Stengel	
1jähr. Stengel	
Blätter	

0 1 2 3 4 5
Million Einheiten/g Pflanze

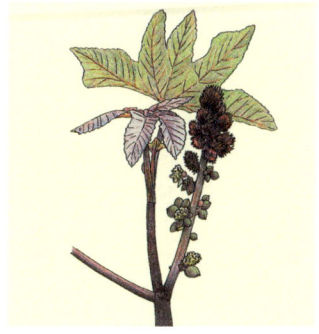

Rizinus

27

Polare Prozesse in der Mistel

Der Mistel fehlen die zentripetalen Wurzelbildungsprozesse, welche die gewöhnliche Pflanze im Dunkeln des Erdinnern in die Auseinandersetzung mit dem Mineralischen und in die Verhärtung führen. An deren Stelle treten in der Mistel Giftprozesse in Erscheinung, die eine zentripetale Geste zeigen: Die Mistellektine zeichnen sich durch ihre zytostatische Wirkung aus, die der unbegrenzten zentrifugalen Zellvermehrung entgegengesetzt ist. Dabei stabilisieren sie die Zellmembran.

Ihr Vorkommen ist auf das Zentrum des Mistelbusches orientiert, und sie sind besonders im Senker konzentriert, also dort, wo die gewöhnliche Pflanze ihre Wurzel bildet. Die zentripetalen Wurzelprozesse scheinen in den Mistellektinprozessen verwandelt wieder aufzutreten.

Nur stark gehemmt treten in der Gestalt der Mistel die in die Peripherie hinausweisenden, zentrifugalen Entfaltungsprozesse von Spross, Blatt und Blüte in Erscheinung.

Eine deutlich zentrifugale Geste zeigen statt dessen auf der Substanzebene die Viscotoxinprozesse. Die zytotoxische Wirkung der Viscotoxine besteht darin, an der Peripherie der Zellen auflösend auf die Zellmembran zu wirken, so dass der Zellinhalt zentrifugal in die Umgebung ausfliesst.

Die Viscotoxine sind vor allem an der Peripherie des Mistelbusches, in den Blättern und den blütentragenden Kurztrieben angehäuft. Sie fehlen im Senker. Die zentrifugalen Sprossentfaltungsprozesse scheinen in die Viscotoxinbildung aufgegangen zu sein.

So erscheinen die morphologischen Besonderheiten als Grundlage für die polar gegliederte Giftnatur der Mistel. Diese Urpolarität des zentripetal Verdichtenden und des zentrifugal Auflösenden kommt auch im Bild des Äskulapstabs zum Ausdruck. Pharmazeutisch umgewandelt steht diese Kräftepolarität der Mistel den Patienten im Präparat Iscador zur Verfügung [6].

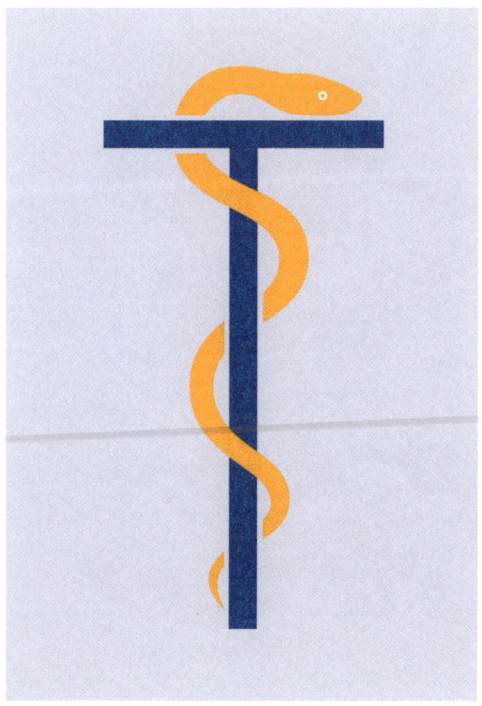

Äskulapstab

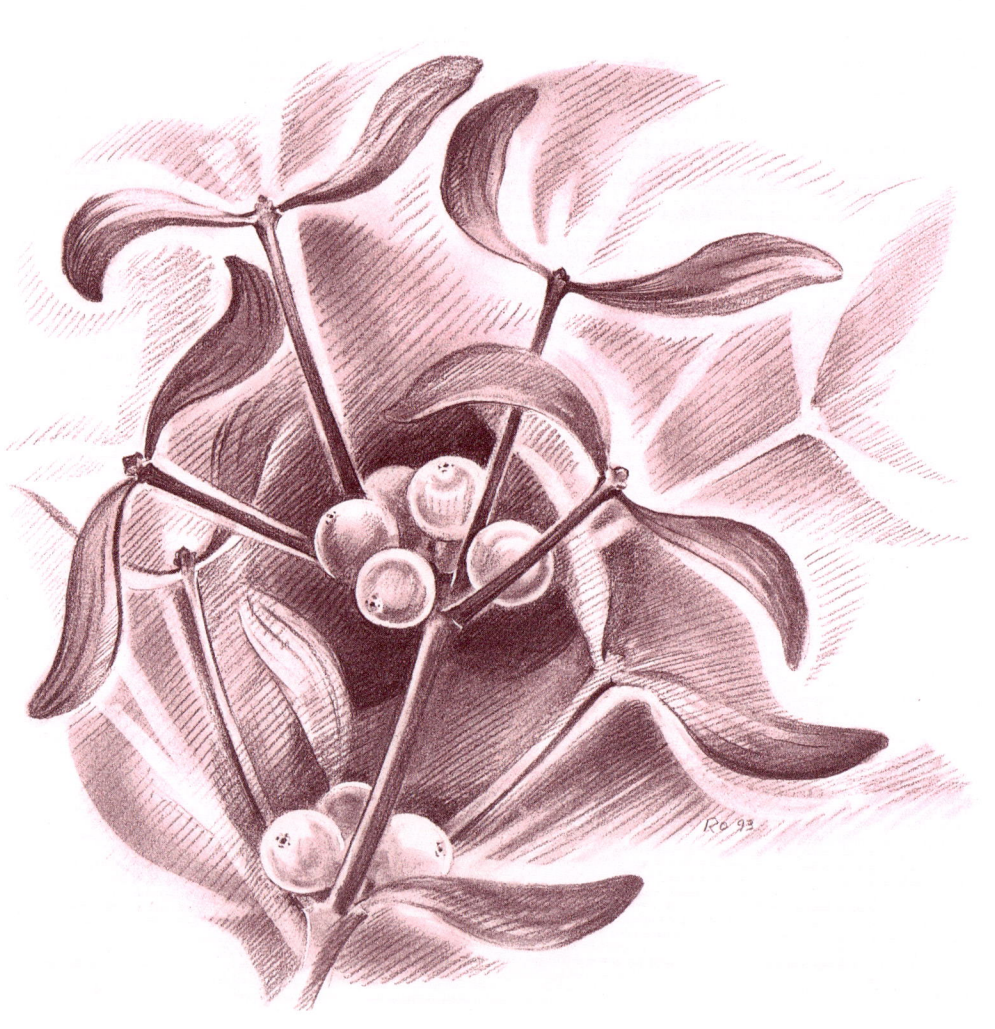

Von der Mistel
zum Krebsmittel Iscador

Mistelernte

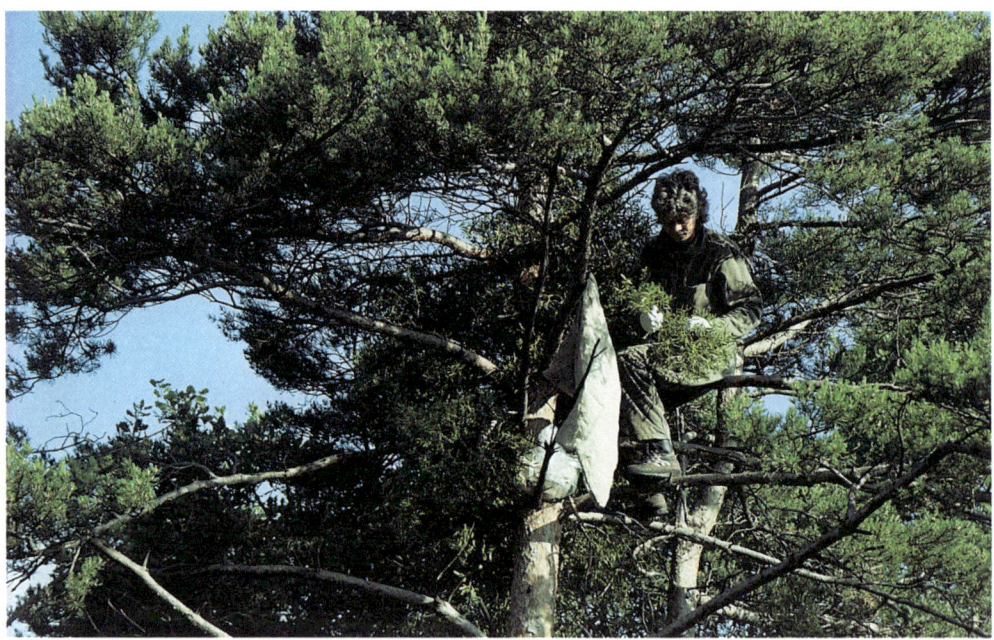

Mistelernte im Sommer (hier auf Kiefer)

Die Ernte der Mistel erfolgt zweimal im Jahr. Im Sommer, wenn die Pflanze auf dem Höhepunkt ihrer vegetativen Entfaltung ist, und im Winter, wenn ihre Entwicklung in Knospen und Früchten zur Ruhe und zu einem gewissen Abschluss gekommen ist.
Geerntet wird von den für die Mistelpräparate Iscador typischen Wirtsbäumen:

Wirtsbaum	Präparat		
Apfelbaum	Iscador	M	(Mali)
Eiche	Iscador	Qu	(Quercus)
Kiefer	Iscador	P	(Pini)
Ulme	Iscador	U	(Ulmi)
Tanne	Iscador	A	(Abietis)

Bei der Apfelbaum- und der Kiefernmistel bilden die fast unerschöpflichen, wildwachsenden Bestände in Frankreich das Erntereservoir. Die Tannenmistel wird hingegen in der Schweiz geerntet.

Die äusserst seltenen, misteltragenden Eichen und Ulmen müssen hingegen ständig betreut werden.

Bei der Ernte werden die zu verarbeitenden Pflanzenteile vorsichtig aus den kostbaren Mistelbüschen herausgepflückt. Mistelempfängliche Eichen und Ulmen werden in grossem Umfang und mit viel Aufwand vom Verein für Krebsforschung kultiviert.

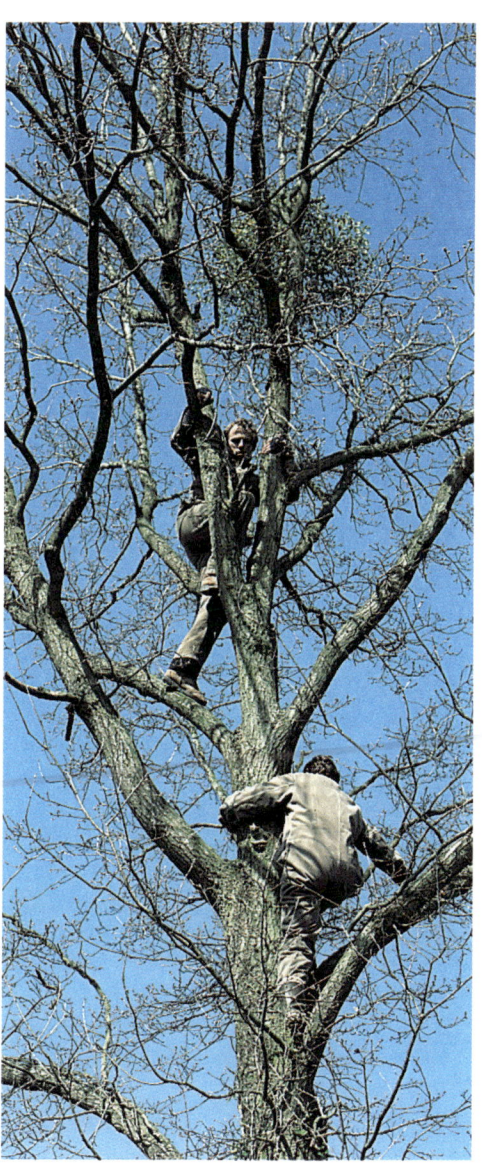

Mistelernte im Winter (hier auf Eiche)

33

Forschung und Entwicklung – zur Ernte und zu den Wirtsbäumen

Die Mistel bekommt durch die Art des Wirtsbaumes eine typische Prägung, welche sich nicht nur phänomenologisch, sondern auch analytisch gut aufzeigen lässt.

Qualitative und quantitative Zusammensetzung der Viscotoxine von Misteln verschiedener Wirtsbäume

Die Forschung der letzten Jahre hat gezeigt, dass sich bei bestimmten Mistelinhaltsstoffen, den Viscotoxinen, Unterschiede in Quantität und Qualität nachweisen lassen, wenn die Pflanze von unterschiedlichen Wirtsbäumen stammt. Für die Analyse werden die Viscotoxine (misteltypische, niedermolekulare, basische Proteine) aus dem Pflanzenextrakt abgetrennt und mittels HPLC *(High Pressure Liquid Chromatography)* aufgetrennt und bestimmt [7].

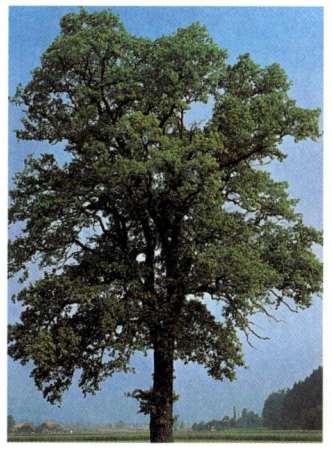
Laubbaum

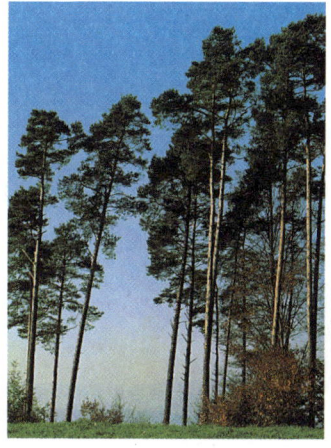
Kiefer

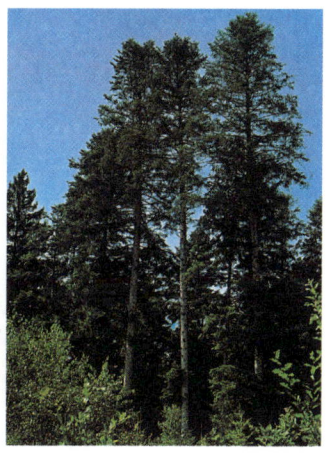
Tanne

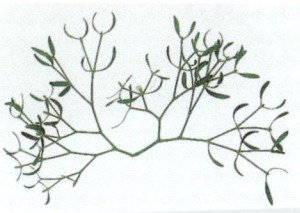
Laubbaummistel

Kiefernmistel

Tannenmistel

Viscotoxinspektren (HPLC):

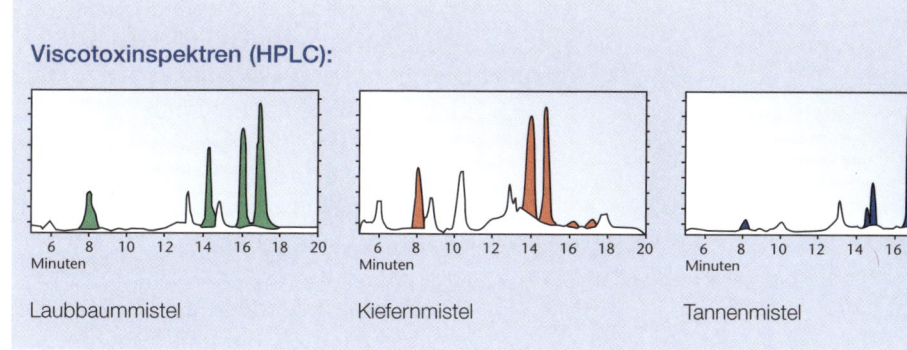

Laubbaummistel

Kiefernmistel

Tannenmistel

Verarbeitung der frisch geernteten Pflanze

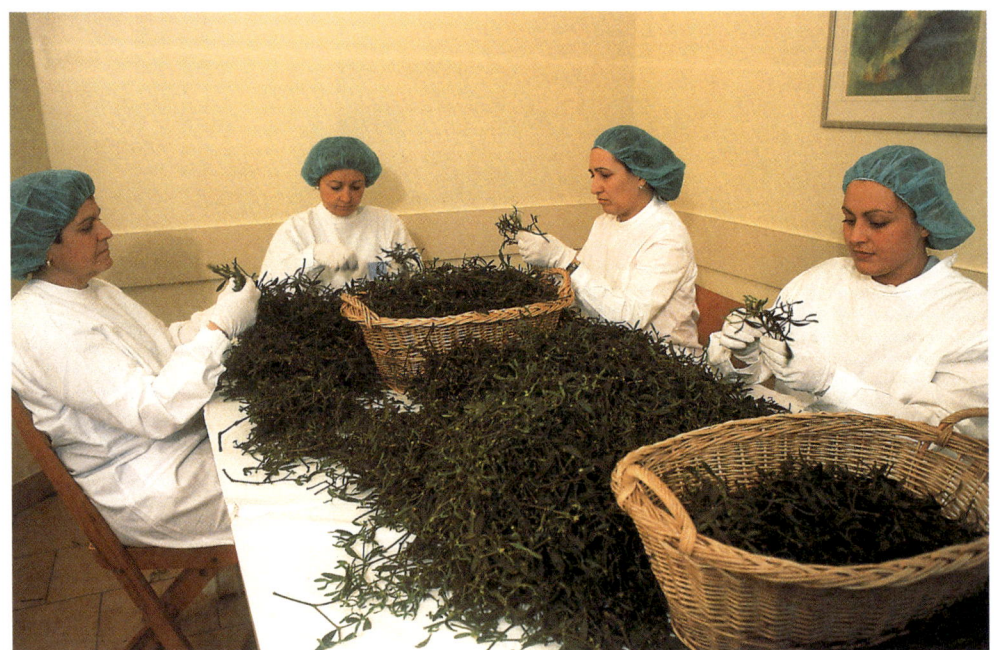

Verlesen der Pflanze

Die gepflückte Pflanze wird nach der Ernte so schnell wie möglich nach Arlesheim in das Institut Hiscia gebracht und dort «verlesen», d. h. unter qualitativen Gesichtspunkten sortiert. Dabei werden auch die speziellen Pflanzenteile, welche in die weitere Verarbeitung gehen, ausgewählt.
Es handelt sich um die ein- bis zweijährigen Blätter, Stengel, Blüten- und Fruchtanlagen und bei der Winterernte zusätzlich um die gereiften Beeren.

Walzen der Pflanze

Nach dem Verlesen wird die Pflanze
auf einem Walzenstuhl zerquetscht
und damit für die folgende Extraktion
mechanisch aufgeschlossen.

Die gewalzte Pflanze wird für die nun
folgende Fermentation mit destilliertem
Quellwasser, Zucker und speziellen
Laktobazillen (Milchsäurebazillen)
versetzt.

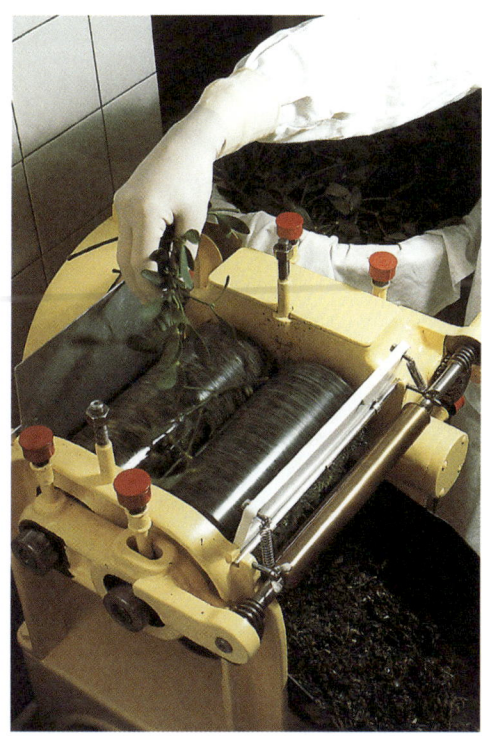

Extraktion mittels milchsaurer Gärung

Die folgende Abbildung zeigt den
Verlauf der Säurebildung und die
Änderung der Konzentration von
gelösten Proteinen (z.B. Lektine und
Viscotoxine) der Mistel im Verlauf der
Fermentation.
Durch die Milchsäurebildung wird der
pH-Wert abgesenkt.

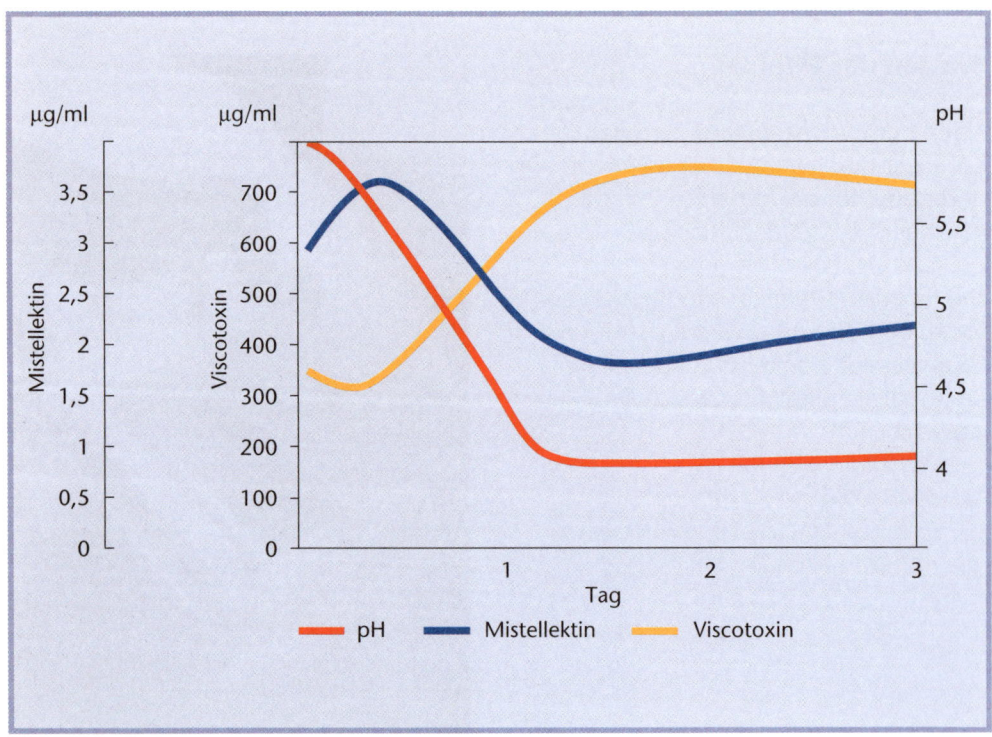

Veränderung des Mistelextraktes im Verlauf der Fermentation

Durch den Zusatz von Starterkulturen (Laktobazillen) läuft die Gärung gezielt und zuverlässig ab. Nach zwei bis drei Tagen bildet sich zwischen der Pflanze und der Flüssigkeit ein Extraktionsgleichgewicht der Inhaltsstoffe aus.

Der wässrige Extrakt wird ausserdem durch die gebildete Milchsäure weitgehend konserviert.

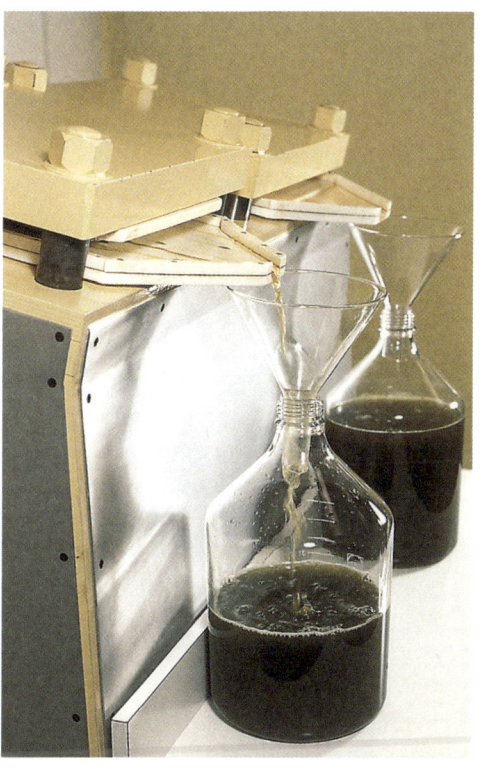

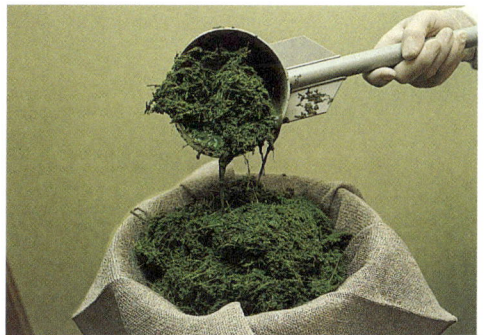

Fermentierte Mistelpflanze vor dem Abpressen

Abpressen des Mistelextrakts

Die so vergorene Mistel wird nach drei Tagen abgepresst, um die festen, unlöslichen Pflanzenreste vom Extrakt zu trennen.

Die milchsaure Fermentation wird jeweils im Sommer und im Winter mit Mistelpflanzen der speziellen Wirtsbäume durchgeführt.

Qualitätskontrolle mit Bildschaffenden Methoden

«Steigbilder» und «Rundbilder» [11]

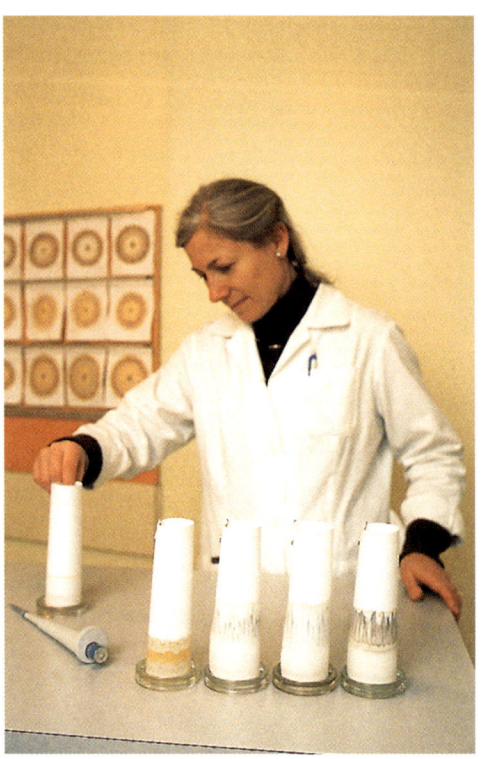

Bilder lassen sich vertikal aufsteigend oder horizontal in Chromatographie-papier entwickeln.
Welche Methode bevorzugt wird, hängt weitgehend vom Zustand des zu unter-suchenden Extraktes ab.

Anhand des entstandenen Formen- und Farbenspiels lassen sich Rück-schlüsse auf Wechselwirkungen zwischen dem Pflanzensaft und den mineralischen Reagenzien ziehen. Es handelt sich dabei um recht komplexe Vorgänge, die chemisch-analytisch schwer erfassbar sind.

Die Bildgestaltung wird deshalb als Gesamtausdruck der Qualität des untersuchten Pflanzensaftes auf-gefasst. Die Bildbeurteilung setzt dann eine vergleichend-morphologische Betrachtungsweise voraus, die anhand von Reihenuntersuchungen mit gezielt variierten Parametern erarbeitet werden muss.

Mistelansatz im Verlauf der Fermentation

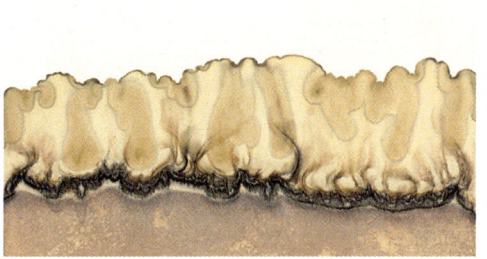

Am ersten Tag

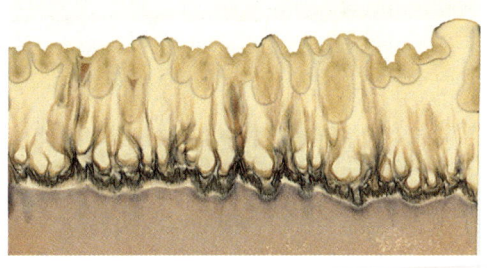

Am zweiten Tag

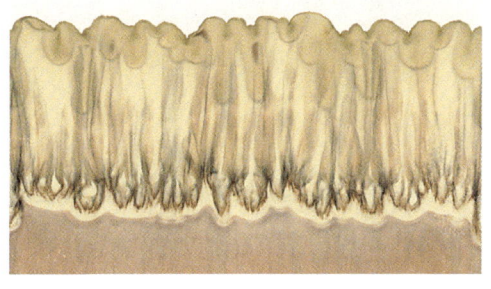

Am dritten Tag

Qualitative Charakterisierung der Extraktion

Die sogenannten Bildschaffenden Methoden vermitteln einen Eindruck der subtilen Stoff- und Kräftezusammenhänge eines Pflanzenauszuges.

Für Steigbilder lässt man den Extrakt in Chromatographiepapier aufsteigen und trocknen. Unter dem Einsatz von Metallsalzlösungen entwickeln sich anschliessend die charakteristischen Formen.

Diese Steigbildreihe veranschaulicht die Veränderungen der Mistelsaftqualitäten im Verlauf der Fermentation [8].

41

Untersuchungen an den Sommer- und Wintermistelsäften

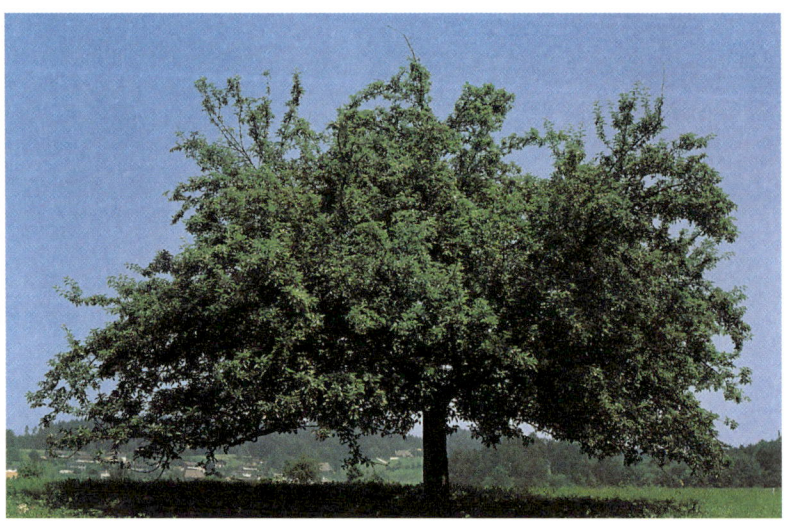

Apfelbaum im Sommer

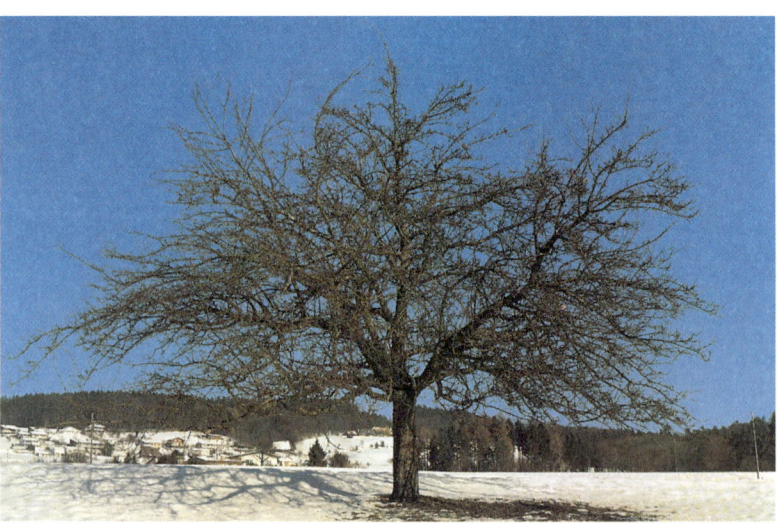

Apfelbaum im Winter

Jeder Baum unterliegt rhythmischen Veränderungen. Aber nicht nur die äussere Gestalt, sondern auch die inneren Stoffe und Kräfte sind dabei einem stetigen Wandel unterworfen.

Dies zeigt sich auch bei den Extrakten aus der Sommer- bzw. Wintermistel. Die Mistelextrakte zeigen im Jahreslauf ein deutlich unterschiedliches Verhalten ihrer typischen zytotoxischen Eigenschaften.

Während die Mistellektinaktivität in den Blättern im Winter am höchsten ist, findet man bei den Viscotoxinen die höchsten Werte im Sommer.

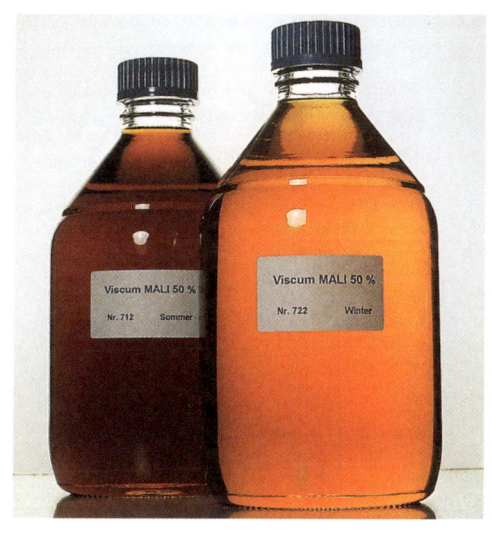

Sommer- und Wintermistelsäfte

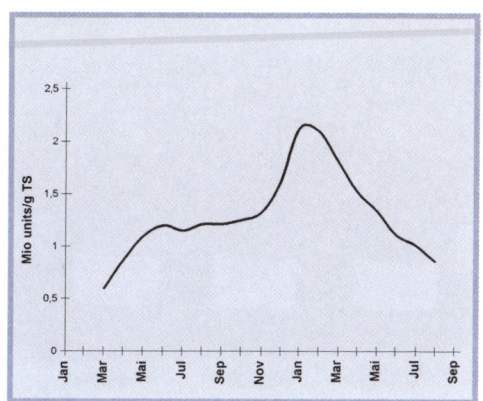

Jahreslauf Blätter *Viscum album*; lektinabhängige Toxizität (Molt 4)

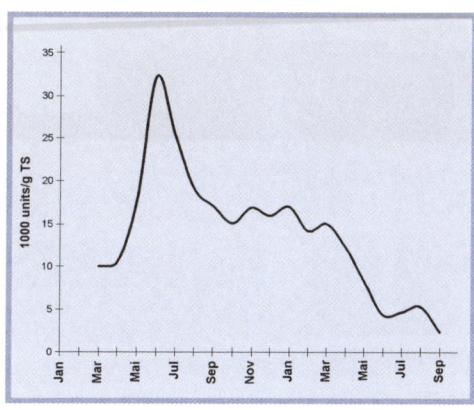

Jahreslauf Blätter *Viscum album*; viscotoxinabhängige Toxizität (Yoshida)

Mischen der Sommer- und Wintersäfte der Mistel

Die Mistelextrakte werden im Frühling und im Herbst zum Krebsmittel Iscador verarbeitet. Der angewendete Mischprozess geht im wesentlichen auf Angaben RUDOLF STEINERS zurück.

Im INSTITUT HISCIA wurde für die Herstellung des Iscador eine spezielle Maschine entwickelt.

Der Mischvorgang ist ein wesentlicher und typischer Bestandteil des Iscador-Herstellungsverfahrens.

Aus den Sommer- und Wintersäften der Mistel ergibt sich dabei eine neue Einheit mit zusätzlichen Qualitäten.

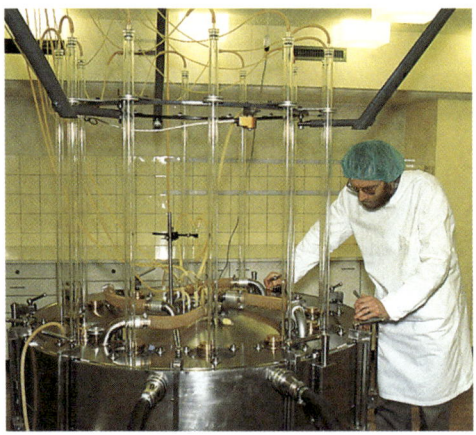

Iscador-Herstellungsmaschine

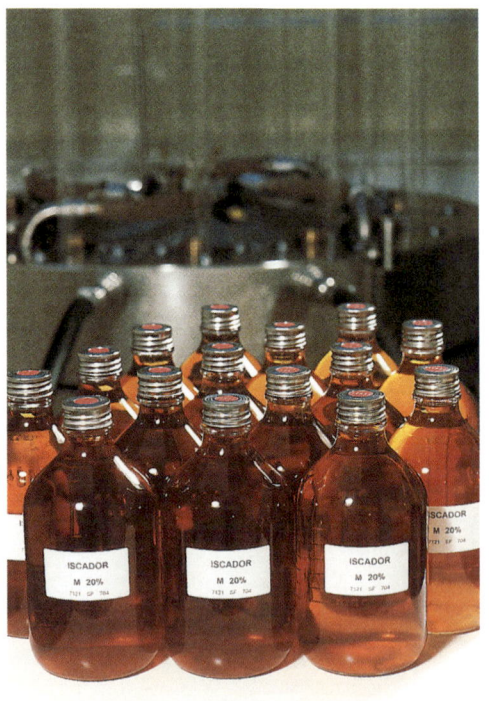

Iscador-Konzentrat

Forschung und Entwicklung – zum Mischprozess

Der Mischprozess

Die Mischung der Sommer- und Winter-
säfte der Mistel erfolgt im äusseren,
hochgebogenen Rand einer rotierenden
Titanscheibe.

Die Scheibe hat einen Durchmesser
von 1 m und rotiert mit 10 000 Umdre-
hungen/Minute. Das führt im Scheibenrand zu einer Geschwindigkeit von

Prinzip der Mischung

Der Wintersaft wird kontinuierlich in
die Scheibenmitte eingebracht und
spreitet horizontal aus.
Der Sommersaft tropft aus 1 m Höhe
durch 12 Tropfer vertikal in den Rand
der Scheibe. Beide Säfte werden dann
im Scheibenrand intensiv durchmischt.

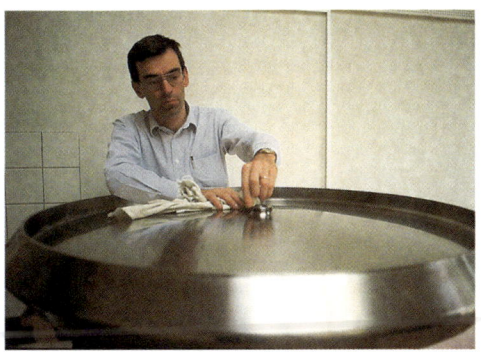

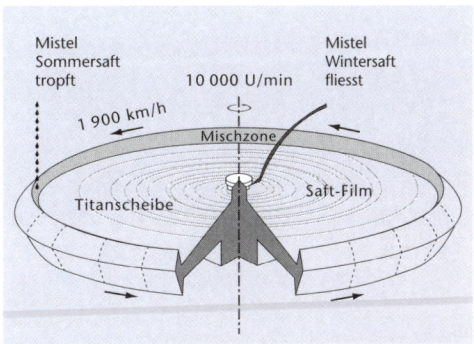

Titanscheibe für die Mischung des Präparates

knapp 1 900 km/h und einer Fliehkraft
von rund 55 000-facher Erdbeschleu-
nigung (1 kg hat unter diesen Flieh-
kräften ein Gewicht von 55 Tonnen).
Diese Umstände stellen extreme
Ansprüche an die einzusetzende
Verfahrenstechnik.

Dieses Mischverfahren geht zurück
auf einen Hinweis R. Steiners aus dem
Jahr 1923.

Subtile Qualitätsnachweise am Mischprozess

Dem Präparat Iscador sollen durch den Mischprozess auch nicht-stoffliche Informationen eingeprägt werden, welche die Wirksamkeit der Mistel ergänzen und verstärken.

Für die Qualitätskontrolle und die weitere Optimierung des Mischprozesses ist es unabdingbar, die eingeprägte Information nachweisen zu können. Dies kann z. B. durch Experimente mit Kresse *(Lepidium sativum)* oder auch mit Mungbohnen *(Soja phaseolus radiatus)* geschehen.

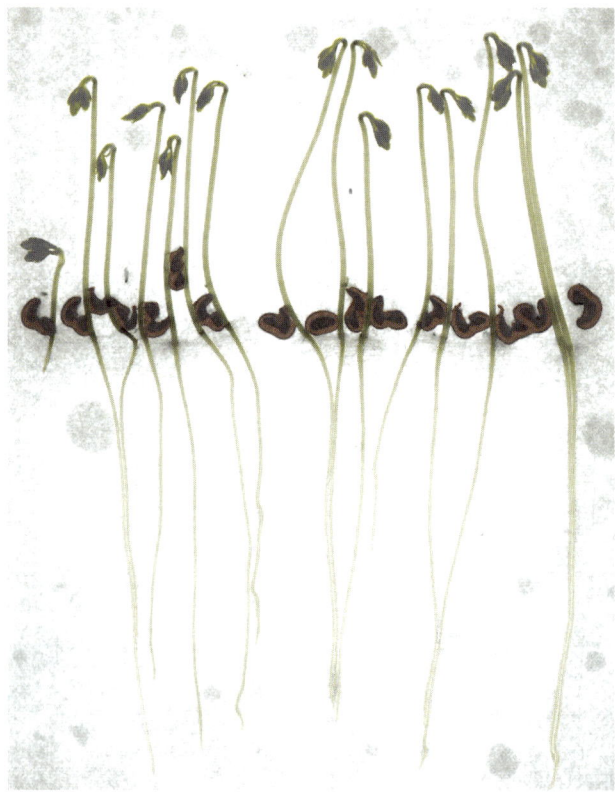

Kresse – ein empfindlicher Indikator für Informationsstrukturen

Hierzu vergleicht man die Entwicklung von Samen, welche in hohen Verdünnungen von Iscador oder einfach von Hand zusammengerührter Sommer- und Wintermistelsäfte keimen.

Iscador fördert in solchen Experimenten Keimrate und Sprosswachstum, aber auch die Widerstandskraft der Pflanzen gegenüber Fäulnis und Pilzbefall.

Hieraus kann gefolgert werden, dass die dem Iscador eingeprägte Information zur Stimulierung von Lebensvorgängen führt.

Die klinische Bedeutung dieser Ergebnisse wird zur Zeit untersucht.

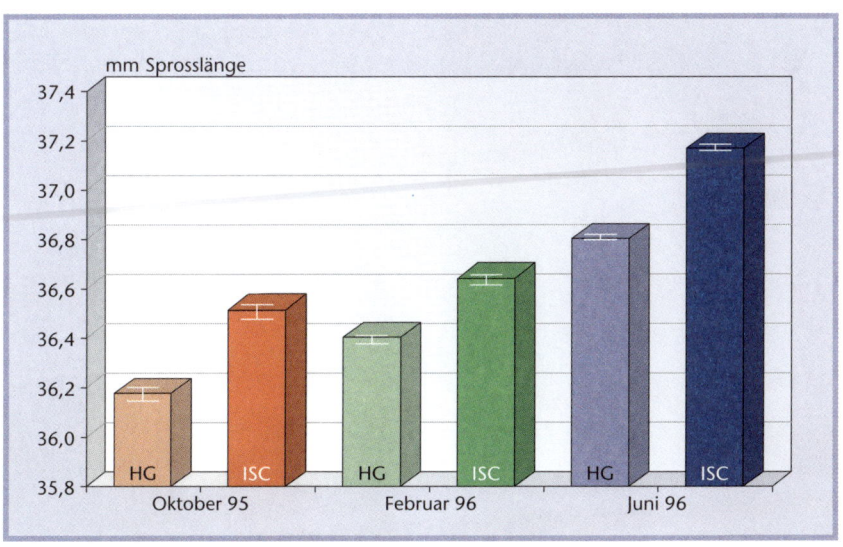

Sprosslänge (mm) von Kresse, kultiviert in Handgemisch D6 **(HG)** oder Iscador D6 **(ISC)**, in drei experimentellen Serien

Herstellung des Endproduktes

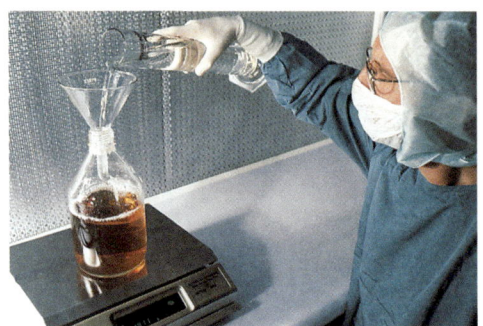

Verdünnen des Konzentrats

Das aus dem Mischprozess von Sommer- und Wintersäften der Mistel erhaltene Iscador-Konzentrat wird nun in einem weiteren Herstellungsgang zum Fertigarzneimittel, den Injektionsampullen, verarbeitet.

Zuerst wird der Mistelextrakt mit isotonischer Kochsalzlösung auf die Konzentration der Ampulle verdünnt.

Wegen der empfindlichen Inhaltsstoffe wird auf eine Hitzesterilisation verzichtet. Statt dessen wird die Ampullierungslösung keimfrei filtriert. Anschliessend wird die Lösung in Ampullen abgefüllt.

Damit ist der Bogen von der Mistelpflanze zum Medikament vollendet.

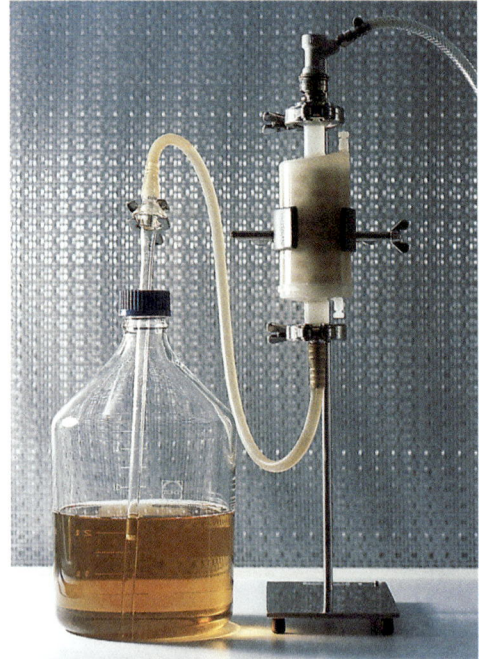

Sterilfiltration

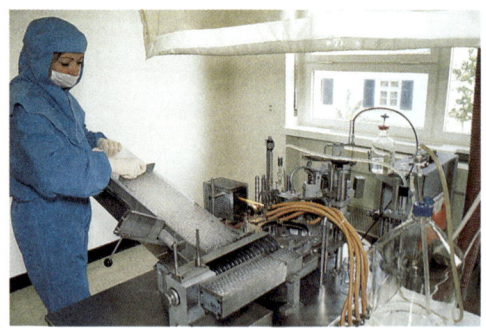

Ampullierung

Qualitätskontrolle für Herstellung und Forschung

Um eine gleichbleibende Qualität zu sichern, werden die Mistelextrakte umfangreichen Prüfungen unterworfen. Die folgende Übersicht zeigt die wichtigsten Parameter:

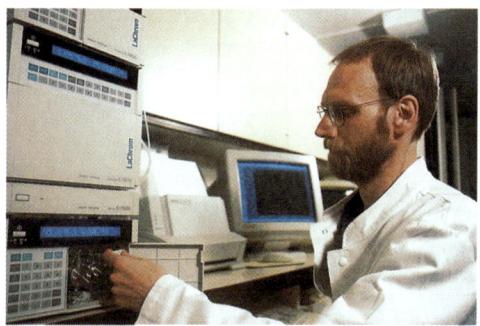

Messung der Proteine mit HPLC

Stabilität und typische äussere Merkmale:	Geruch, Geschmack, Aussehen und pH-Wert (Säuregrad)
Gleichbleibender Extraktgehalt:	Brechungsindex, Trocken-rückstand
Misteltypische Inhaltsstoffe:	Gehalt an: ■ Gesamtprotein ■ Polysaccharid ■ Gesamtviscotoxin ■ Gesamtlektin
Biologische Aktivität:	Zytotoxizität gegenüber Krebszellen

Bei den Mistelproteinen, denen man eine grosse Bedeutung für die Therapie zuschreibt, stehen die Lektine und Viscotoxine im Vordergrund. Sie werden deshalb routinemässig bestimmt.

Die folgenden Abbildungen zeigen die entsprechenden Gehalte in Abhängigkeit vom Wirtsbaum der Mistel.

Messung der Mistelproteine

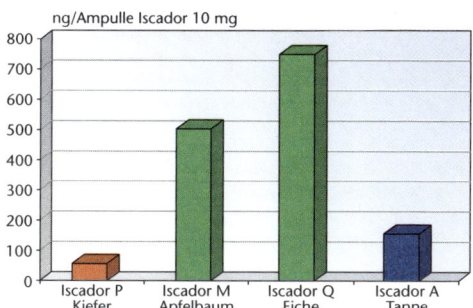

Mistellektingehalt (ELLA / ELISA)

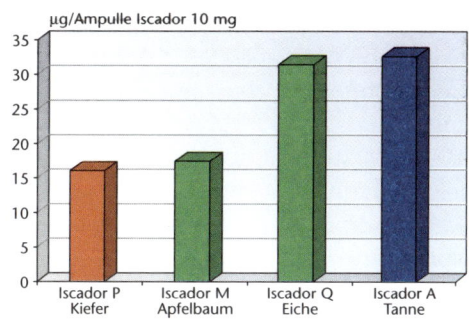

Viscotoxingehalt (HPLC)

Bestimmung der biologischen Aktivität von Iscador
Testsystem: Zellkulturen

Als besondere pharmakologische Wirkung des Iscador lässt sich die Giftwirkung an menschlichen und tierischen Zellen im Reagenzglas gut nachweisen. Die Zellen vermehren sich dabei in einer Nährlösung.
So kann eine biologische Wirksamkeit geprüft werden, ohne dass ethisch bedenkliche Tierversuche durchgeführt werden müssen.

Das Iscador enthält die beiden mistel-typischen, giftigen Eiweissverbin-dungen Mistellektine und Viscotoxine. Die verwendeten Zelllinien reagieren jeweils selektiv nur auf eine der beiden Giftsubstanzgruppen.

Das Wachstum einer menschlichen Leukämiezelllinie (Molt4) wird in der Zellkultur durch Iscador zum Stillstand gebracht, indem die intrazelluläre Eiweissbildung und damit auch die Zellteilung verhindert wird: Zytostase tritt ein.
Diese Wirkung ist abhängig vom Mistel-lektin-Gehalt des Iscador. Unter dem Mikroskop sieht man eine deutlich verringerte Zellzahl [9].

Die tierischen Sarkomzellen (Yoshida) werden durch die Wirkung des Iscador auf die Zellmembran zerstört: Zytolyse tritt ein.
Diese Wirkung ist abhängig vom Viscotoxin-Gehalt des Iscador.
Unter dem Mikroskop sieht man dunkelblau gefärbte, abgestorbene Zellen [10].

Die Kurven zeigen die Abnahme der Vitalität (Verringerung der Anzahl lebender Zellen) bei unterschiedlicher Zugabe von Iscador zur Zellkultur.

Mistellektinabhängige Zytotoxizität   **Viscotoxinabhängige Zytotoxizität**

ohne Iscador-Zusatz

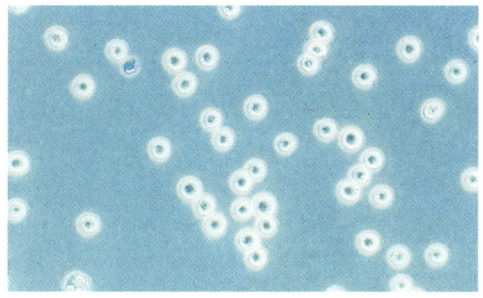

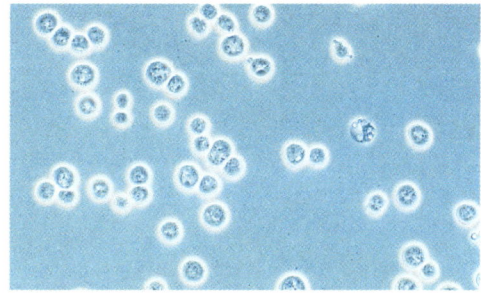

Molt4-Leukämiezellen   Yoshida-Sarkomzellen

mit Iscador-Zusatz

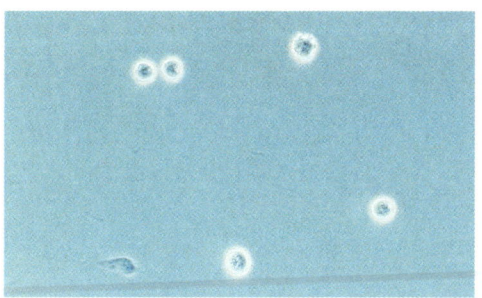

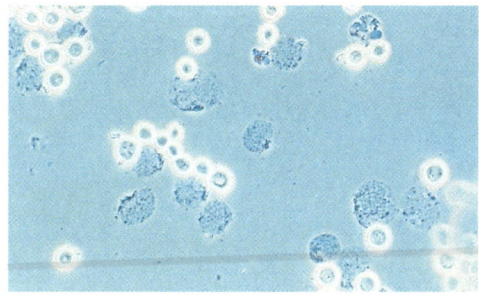

Molt4-Leukämiezellen   Yoshida-Sarkomzellen

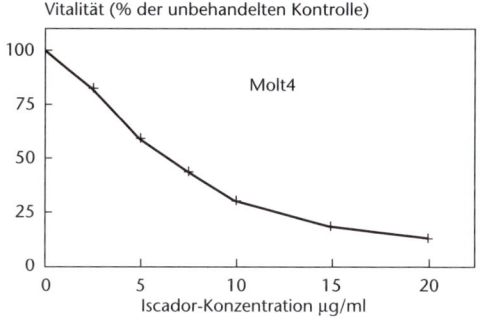

Vitalität (% der unbehandelten Kontrolle)

Molt4

Iscador-Konzentration µg/ml

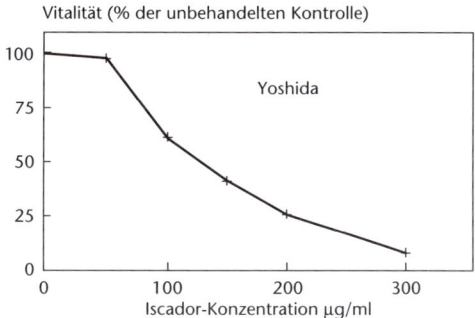

Vitalität (% der unbehandelten Kontrolle)

Yoshida

Iscador-Konzentration µg/ml

51

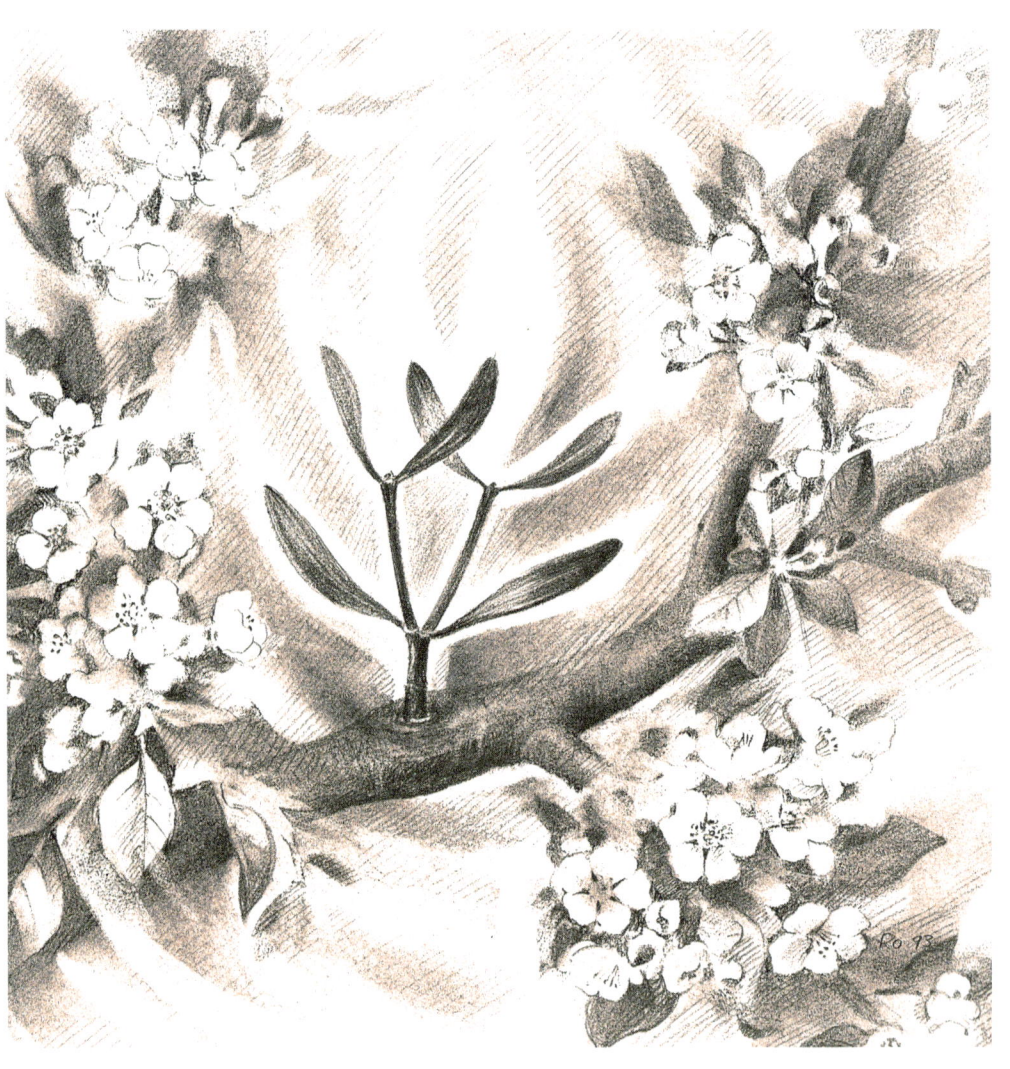

Anwendung und Ziele der Misteltherapie

Prinzipien der Misteltherapie

Das Mistelpräparat Iscador wird in der Regel als subkutane Injektion mehrmals pro Woche, mit regelmässigen Pausen, injiziert. In der Klinik wird Iscador in gewissen Fällen auch als intravenöse Infusion verabreicht.

Im naturwissenschaftlichen Sinne ist die positive Wirkung der Misteltherapie bisher nur beschränkt erforscht.

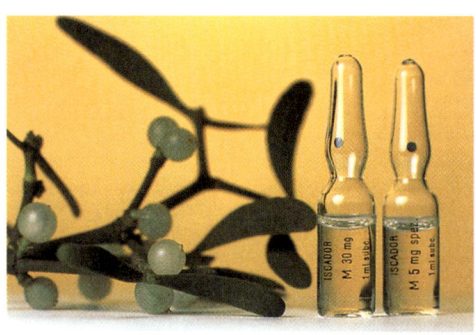

Mistel und Iscador

Eine naturwissenschaftliche Überprüfung der geisteswissenschaftlichen Forschungsergebnisse erfolgt bei der Misteltherapie also einerseits durch dokumentierte Behandlungsverläufe und andererseits durch klinische Studien und immunologische Untersuchungen.

Der Sinn der anthroposophischen Medizin besteht hauptsächlich darin, die individuellen und gestaltbildenden Lebenskräfte des Patienten dort wieder zu aktivieren, wo sie beim Krebskranken nicht mehr genügend tätig sind, nämlich im Tumorgebiet.

Gemäss der geisteswissenschaftlichen Forschung RUDOLF STEINERS geschieht das unter anderem dadurch, dass die Mistelsubstanzen die gegen den Tumor gerichteten entzündlichen Abwehrprozesse stimulieren [12].

Lokale Entzündungsreaktion nach Injektion mit Iscador

Iscador wird in der Regel subcutan
zwei- bis dreimal die Woche injiziert.

Für jede Injektion benötigt man:
1. eine Iscador-Ampulle
2. eine 1- oder 2-ml-Spritze
3. eine kurze, dünne Nadel
4. Desinfektionsmittel
5. Tupfer / Papiertaschentuch
6. evtl. ein kleines Pflaster.

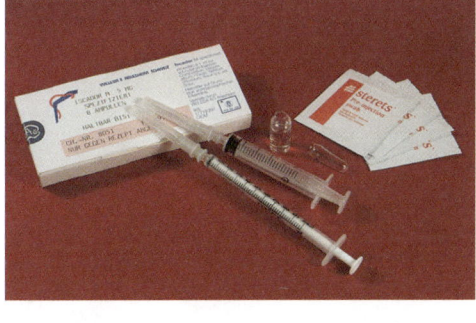

Was braucht man für die Iscador-Injektion?

Die Ampulle wird aufgebrochen.
Sie ist am Hals unter dem roten Punkt
schon angesägt und kann leicht
geöffnet werden. Dazu hält man den
roten Punkt nach oben und knickt
die Ampulle mit leichtem Druck nach
unten.

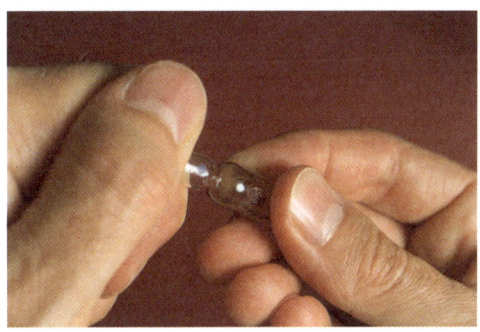

Öffnen der Ampulle

Iscador wird aus der Ampulle über
die Nadel in die Spritze aufgezogen.
Der Winkel zwischen Ampulle und
Nadel sollte etwa 45°–60° betragen.
So kann problemlos die gesamte
Iscadormenge der Ampulle in die
Spritze aufgezogen werden.

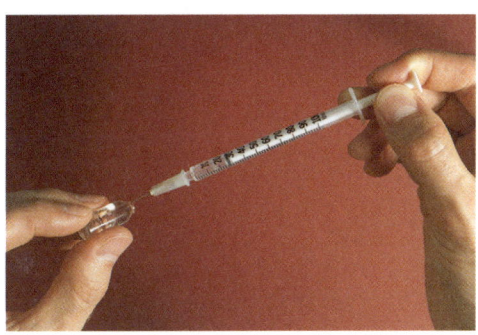

Aufziehen von Iscador

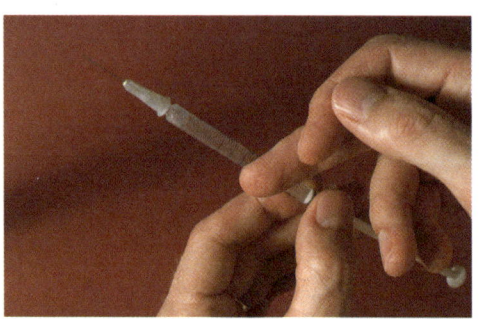

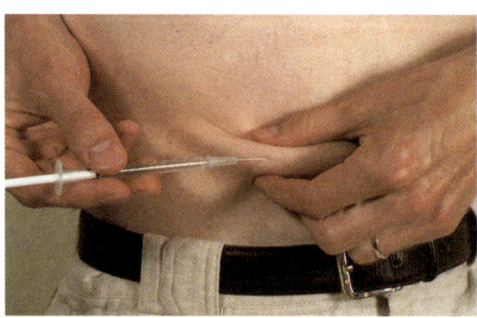

Entlüften der Spritze

Injektion von Iscador

Vor der Injektion sollte die überschüssige Luft in der Spritze entfernt werden. Dazu wird die Spritze senkrecht gehalten. Luftblasen, die sich am Boden der Spritze befinden, können durch leichtes Klopfen auf die Spritze nach oben befördert und dann ausgedrückt werden. Spritze senkrecht halten und langsam den Stempel nach oben drücken bis die Luft ganz heraus ist. Die fertig vorbereitete Spritze vorsichtig ablegen.

Die Injektionsstelle wird normalerweise vom Arzt bestimmt. Die Injektion selber erfolgt nach sorgfältiger Desinfektion leicht schräg bzw. fast senkrecht in eine Hautfalte.
Die Nadel sollte so kurz sein, dass sie ganz in die Haut gestochen werden kann. Mit dem Stempel wird die ganze Flüssigkeit hineingedrückt, und nach 3 Sekunden kann die Kanüle entfernt werden.

Typische Lokalreaktion
nach einer Iscador-Injektion

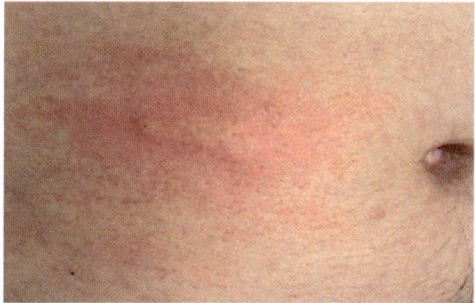

Kurz nach der Injektion kann es zu einer deutlichen Rötung der Haut kommen, die unscharf begrenzt ist. Gleichzeitig kann für etwa 15 Minuten Juckreiz auftreten.

15 Minuten nach Injektion

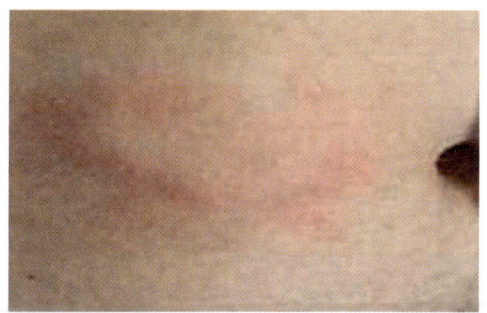

Das Bild zeigt eine typische Lokalreaktion etwa 4 Stunden nach der Injektion. Der Rand der Lokalreaktion wird immer glatter. Sie kann erneut etwas jucken.

4 Stunden nach Injektion

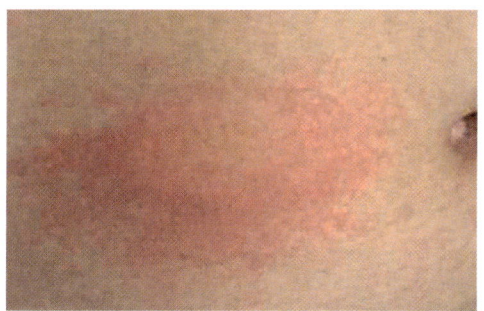

Das Bild zeigt eine Lokalreaktion 10 Stunden nach der Injektion. Die Berandung wird immer glatter. Sie wird nun flacher und verschwindet langsam. Dabei kann sich das gerötete Areal weiter ausbreiten.

10 Stunden nach Injektion

Die Lokalreaktion zeigt die Reaktionslage des gesamten Organismus auf die Misteltherapie und wird zur individuellen Dosisfindung herangezogen. Sie sollte im Durchmesser 3–5 cm nicht überschreiten. Kommt es unter der Therapie mit Iscador zu einer grösseren Lokalreaktion, wird in aller Regel die Dosis nach Rücksprache mit dem Arzt reduziert.

In einer Untersuchung an 15 gesunden Probanden und 46 Patienten konnte gezeigt werden, dass die subcutane Injektion von Iscador in etwa 61% der untersuchten Injektionen zu einer lokalen Entzündungsreaktion führt. Hautrötung war mit etwa 56% das häufigste Symptom, gefolgt von Induration (27%), Juckreiz (19%), Schwellung (18%), Schmerz (16%) und Überwärmung (9%) [13]. Die immunmodulierende Wirkung hat in der Lokalreaktion ihren Ausgang und sollte nicht unterdrückt werden. Allerdings treten die einzelnen Symptome nicht bei jedem Patienten und bei jeder Injektion auf.

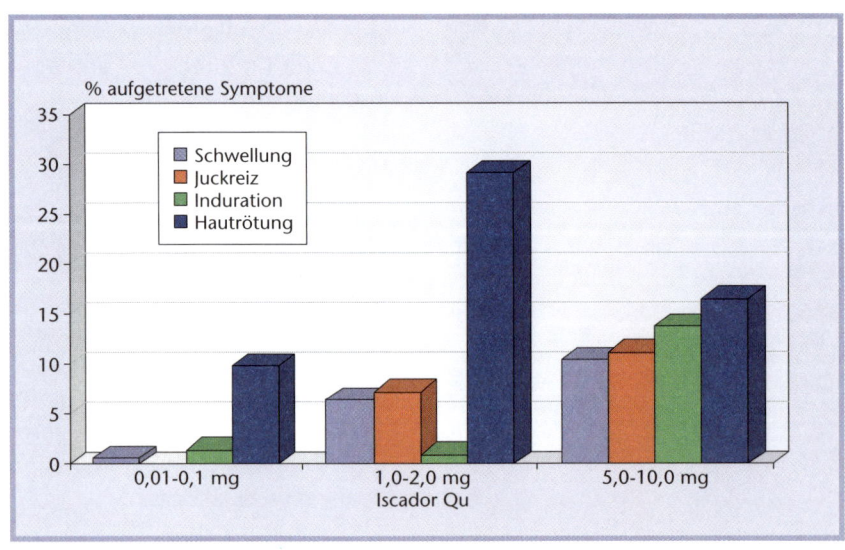

Häufigkeit der Symptome Schwellung, Juckreiz, Induration und Hautrötung nach subcutaner Injektion von Iscador (Iscador Qu) in steigender Dosierung

Immunologische Forschung in der Lukas Klinik

Im Immunlabor des VEREIN FÜR KREBSFOR-SCHUNG / Arlesheim werden seit vielen Jahren die Zusammenhänge zwischen Immunsystem und Krebserkrankung einerseits und der Misteltherapie andererseits untersucht. Dabei werden heute im wesentlichen die Immunzellen (Untergruppen der weissen Blutzellen = Leukozyten) routinemässig im Durch-flusszytometer bestimmt: Eine Probe des zu untersuchenden Blutes wird mit speziellen Antikörpern versetzt, welche,

angeregt durch einen Laserstrahl, ein Lichtsignal abgeben, das von einem Computer erfasst und ausgewertet wird. Die einzelnen Immunzellen werden da-durch zählbar, und man erhält eine recht genaue Analyse des «Immunstatus».

Der behandelnde Arzt hat so eine sinnvolle Hilfe, um die Abwehrkräfte des Patienten besser beurteilen und die Misteltherapie entsprechend einsetzen zu können.

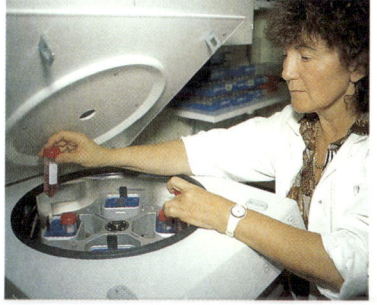
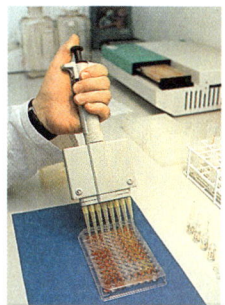
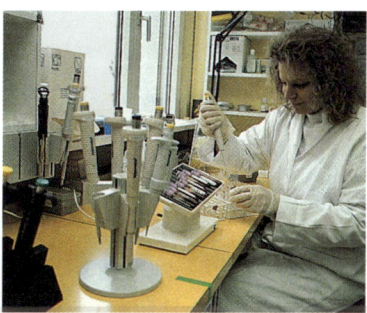

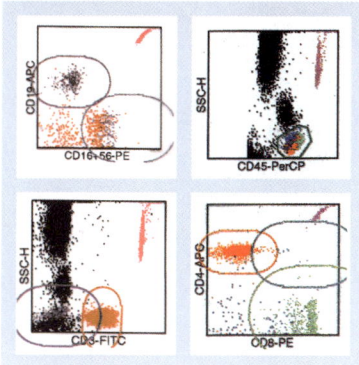
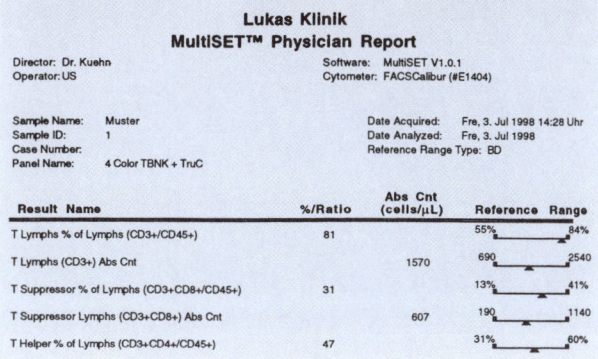

Lukas Klinik
MultiSET™ Physician Report

Director: Dr. Kuehn
Operator: US

Software: MultiSET V1.0.1
Cytometer: FACSCalibur (#E1404)

Sample Name: Muster
Sample ID: 1
Case Number:
Panel Name: 4 Color TBNK + TruC

Date Acquired: Fre, 3. Jul 1998 14:28 Uhr
Date Analyzed: Fre, 3. Jul 1998
Reference Range Type: BD

Result Name	%/Ratio	Abs Cnt (cells/µL)	Reference Range
T Lymphs % of Lymphs (CD3+/CD45+)	81		55% – 84%
T Lymphs (CD3+) Abs Cnt		1570	690 – 2540
T Suppressor % of Lymphs (CD3+CD8+/CD45+)	31		13% – 41%
T Suppressor Lymphs (CD3+CD8+) Abs Cnt		607	190 – 1140
T Helper % of Lymphs (CD3+CD4+/CD45+)	47		31% – 60%

Grafische Darstellung der Immunzell-Analyse

Computerauswertung der Immunzell-Analyse

59

In der modernen Tumorimmunologie ist bekannt, dass die Tumorerkrankung mit einer verringerten Aktivität von natürlichen, unspezifischen Immunfunktionen (z. B. Killerzellen, neutrophile Granulozyten) einhergehen kann. Untersuchungen vieler wissenschaftlicher Institute haben gezeigt, dass solche Funktionen durch die Misteltherapie stimuliert werden können [14].

Als Beispiel aus der Forschung der LUKAS KLINIK sei die Reaktion von Patientinnen mit Mammakarzinom nach einer intravenösen Infusion mit Iscador gezeigt [15]. Die Kurven geben den Durchschnitt von 20 Patientinnen an. Die Resultate sind statistisch signifikant.

Unmittelbar während und nach der Infusion steigt die Temperatur auf Fieberwerte und sinkt innerhalb von 6 Stunden wieder ab. Während dieser Zeit steigt die Anzahl der neutrophilen Granulozyten sofort stark an und ist am nächsten Tag noch etwas erhöht. Die Lymphozytenzahlen hingegen sinken vorübergehend ab und normalisieren sich.

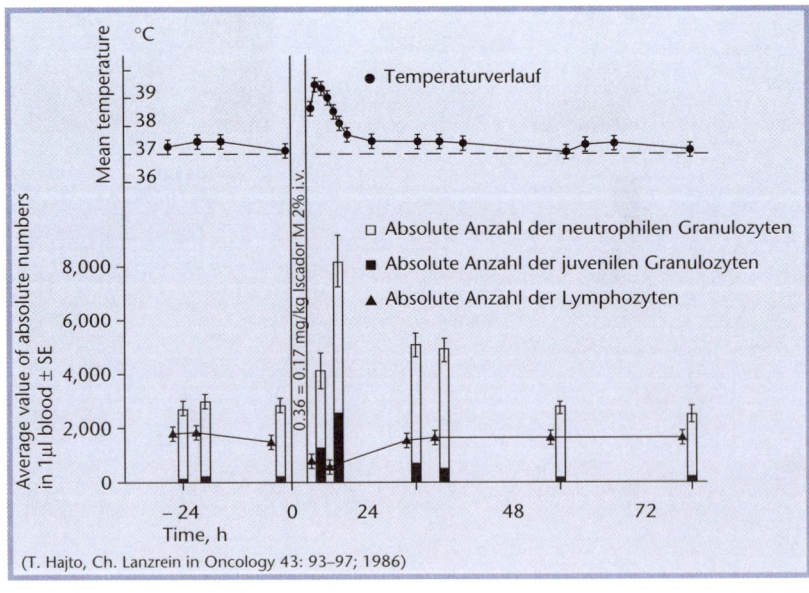

(T. Hajto, Ch. Lanzrein in Oncology 43: 93–97; 1986)

In einer Untergruppe der Lymphozyten, den LGL *(Large Granular Lymphocytes)*, findet sich der Hauptteil der für die Therapie erwünschten Killerzellen.

Die Anzahl sinkt während der Infusion ab, steigt aber bis zum nächsten Tag wieder deutlich an. Die Funktion der natürlichen (NK) und der antikörperabhängigen Killerzellen (ADCC) verläuft gleichsinnig und zeigt nach 24 Stunden einen massiven Anstieg.

Ähnliche, wenn auch weniger intensive Anstiege erreicht man durch die subkutanen Injektionen, die als Langzeittherapie mit Mistelpräparaten üblich sind.

Es wird vermutet, dass von den vielfältigen Inhaltsstoffen der Mistel die Mistellektine, zum Teil aber auch die Polysaccharide, für diese immunstimulierenden Wirkungen verantwortlich sind.

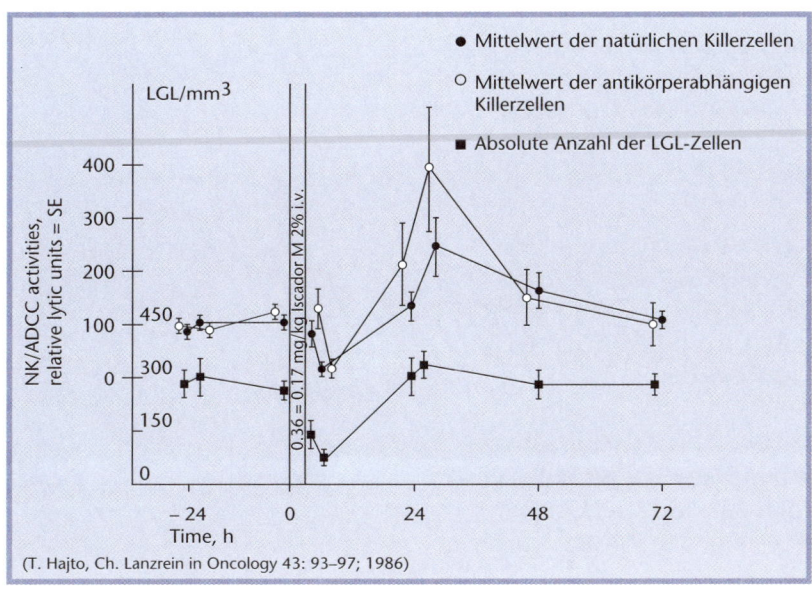

(T. Hajto, Ch. Lanzrein in Oncology 43: 93–97; 1986)

Verbesserung von Symptomen und Immunfunktionen bei Tschernobyl-Kindern

Aus der Tumorbehandlung mit Iscador ist bekannt, dass es bestimmte Funktionen des Immunsystems anregen kann. Schwächungen des Immunsystems, z.B. bei HIV-Infektionen, können durch die Misteltherapie günstig beeinflusst werden.

So kam es Anfang der 90er Jahre zu einer Anfrage von Ärzten und Wissenschaftlern aus der Ukraine, ob dieses Medikament nicht auch bei Patienten angewendet werden könnte, die durch die Reaktorkatastrophe in Tschernobyl immungeschädigt und damit anfällig für Infektionen sind.

In der Folge hat sich eine rege Zusammenarbeit zwischen zwei Zentren in Kiew und dem VEREIN FÜR KREBSFORSCHUNG in Arlesheim entwickelt. Es wurden insbesondere strahlengeschädigte Kinder mit Iscador behandelt.

Dies erschien auch unter dem Gesichtspunkt sinnvoll, dass diese Menschen bekanntermassen ein viel höheres Risiko haben, in späteren Jahren an Krebs zu erkranken.

Dokumentiert sind bereits drastische Anstiege der Erkrankungshäufigkeit an Schilddrüsenkrebs bei Kindern in der Ukraine und in Weissrussland.

In einer ersten Untersuchungsreihe bei immungeschwächten Kindern mit wiederholten Atemwegsinfekten [16] zeigten sich deutliche Verbesserungen der Widerstandskraft und des allgemeinen Gesundheitszustandes sowie eindeutige positive Veränderungen im Immunstatus nach Iscador-Therapie.

Die Wirkungen hielten meistens monatelang an, im Gegensatz zu Krebspatienten, wo die Behandlung normalerweise längerfristig durchgeführt werden muss.

In einem zweiten Untersuchungsschritt [17] wurden die klinische Wirkung und die Immunfunktionen bei den Kindern noch genauer studiert.

Ausserdem war es jetzt nötig, einen sogenannten Placeboeffekt auszuschliessen. Man könnte nämlich kritisch einwenden, dass die günstigen Ergebnisse vielleicht nur durch eine entsprechende psychische Beeinflussung und Erwartungen an die «Spritzen aus der Schweiz» hervorgerufen sein könnten.

Deshalb wurde bei 30 Kindern der eigentlichen Behandlungsphase eine dreiwöchige Periode vorangestellt, während der nur harmlose physiologische Kochsalzlösung verabreicht wurde, ohne dass die Kinder dies wussten.

Anschliessend erfolgte eine dreiwöchige niedrig dosierte Iscador-Therapie mit zwei Injektionen pro Woche. Alle Kinder wurden vor, während und nach der gesamten Behandlung regelmässig von derselben Kinderärztin untersucht, die alle Befunde genau protokollierte.

Zusätzlich wurden immunologische Untersuchungen aus dem Blut durchgeführt: vor allem durchflusszytometrische Bestimmungen der verschiedenen weissen Blutkörperchen (Lymphozytensubpopulationen) sowie Funktionsteste bestimmter Immunzellen.

Um in die Studie aufgenommen zu werden, mussten die Kinder mehr als 7mal pro Jahr an akuten Luftwegsinfekten erkrankt sein. Sie hatten ausserdem typische sogenannte «Intoxikationssymptome»: blassgraue Hautfarbe, Störungen des Allgemeinbefindens mit vermehrter Müdigkeit, seelische Labilität, schlechten Schlaf und Appetit, Übelkeit, Schweissneigung, Kopfschmerzen sowie Schmerzen in Muskeln und Gelenken.

Während der gesamten Behandlungszeit mit Iscador erkrankte nur ein Kind an einem erneuten Infekt, der schneller überwunden werden konnte. Alle anderen blieben gesund und zeigten wesentliche Besserungen der allgemeinen Symptome, wie in der folgenden **Abbildung** dargestellt ist.
Dort sieht man auch deutlich, dass die Beschwerden erst nach Gabe des Iscador zurückgingen, während sie vom Placebo nicht beeinflusst wurden.

Nebenwirkungen, die zur Unterbrechung der Behandlung geführt hätten, traten nicht auf.

Parallel zu den guten klinischen Wirkungen wurden auch positive Veränderungen im Immunstatus festgestellt. Die differenzierte Untersuchung der weissen Blutkörperchen zeigte, dass bei gleichem klinischen Bild verschiedene Typen von Immunstörungen auftreten können.

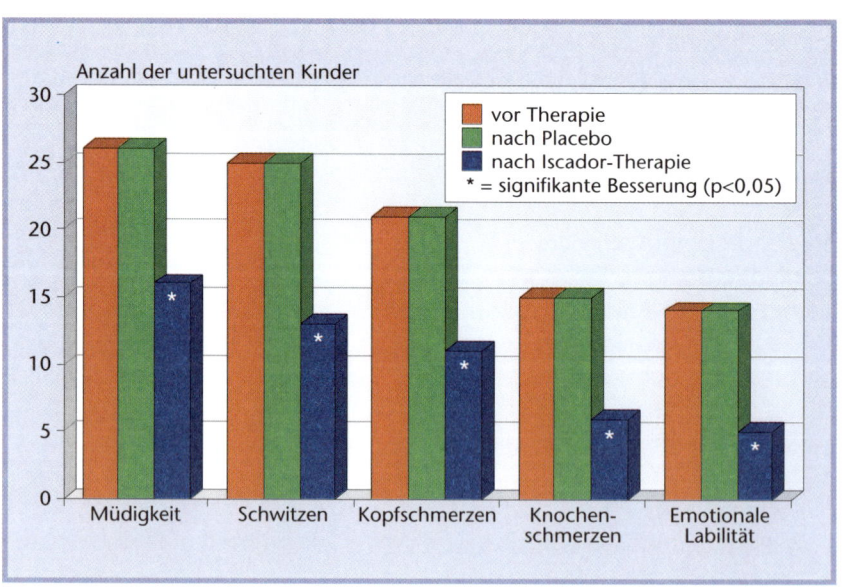

Verbesserung klinischer Symptome bei 30 Tschernobyl-Kindern nach Iscador-Therapie

Die Iscador-Behandlung führte jeweils zu einer Normalisierung der Befunde, so dass insbesondere die wichtigen NK-Zellen nach Abschluss der Behandlung bei den meisten Kindern wieder im Normbereich lagen.

Aber auch die Funktion der Immunzellen, körperfremde Zellen abzutöten, wurde wesentlich verbessert.
Ein Beispiel hierfür zeigt die folgende **Abbildung**.

Insgesamt konnte also eine sehr gute klinische und immunologische Wirksamkeit einer niedrig dosierten Iscador-Therapie bei den strahlengeschädigten Kindern gezeigt werden.

Gleichzeitig wurden grundlegende Erkenntnisse über die Wirkungen von Iscador auf das Immunsystem gewonnen, die wiederum für die Krebsbehandlung von Bedeutung sind.

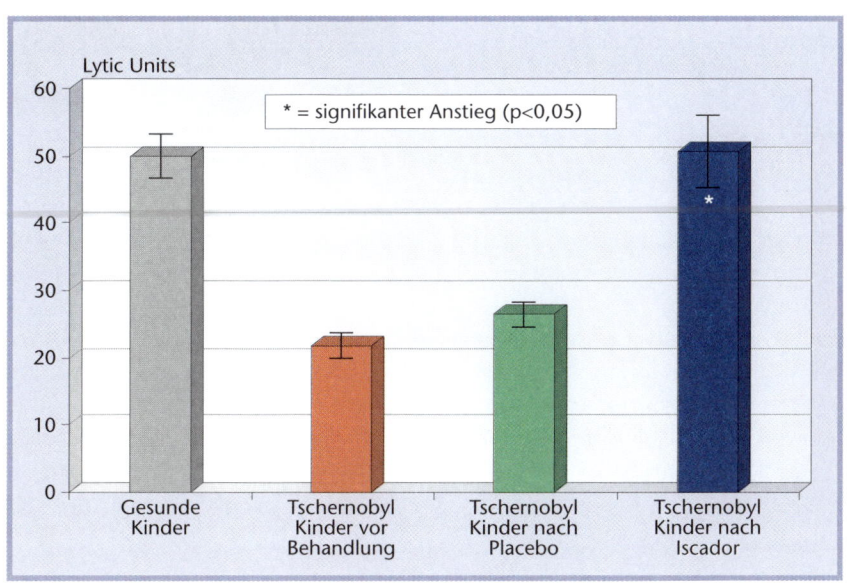

Verbesserung der zytotoxischen Aktivität der NK-Zellen bei 15 Tschernobyl-Kindern nach Iscador-Therapie

Weitere klinische Forschung mit Iscador

EUROPÄISCHES INSTITUT FÜR ONKOLOGISCHE UND IMMUNOLOGISCHE FORSCHUNG

Um die Forschung auf dem Gebiet der Behandlung von Krebs- und Immun-erkrankten mit Mistelpräparaten zu ver-stärken und so die klinische Forschung im Bereich der anthroposophischen Medizin weiterentwickeln zu können, trafen sich seit Mitte der 80er Jahre Wissenschaftler und Ärzte aus der ganzen Welt zu einem regelmässigen «Jour Fixe».
Im Verlauf dieser Treffen wurde bald deutlich, dass es sinnvoll wäre, alle geplanten Aktivitäten und Projekte auf die solide Basis einer eigenen Institution zu stellen.

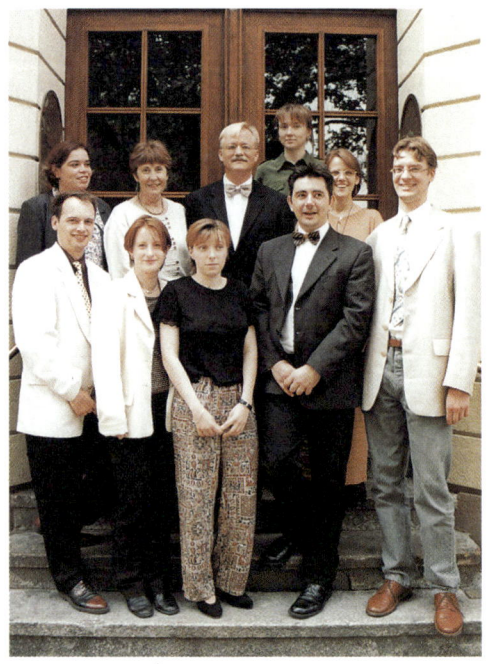

So wurden im Sommer 1994 die Gesell-schaft und das Institut für onkologische und immunologische Forschung e.V. in Berlin gegründet. Das Institut hat seinen Sitz in der Hardenbergstrasse 19, im Zentrum von Berlin. Von hier aus er-folgt die Betreuung der Studienzentren – Universitätskliniken in Deutschland, Holland, Schweiz, Österreich, Polen, Südafrika und den USA –, in denen die eigentlichen klinischen Studien durch-geführt werden.
Eine enge Zusammenarbeit besteht auch mit den beiden 1997 gegründeten Schwester-Instituten in Italien und den Niederlanden.

Zur Zeit hat das Institut 6 fest an-gestellte Mitarbeiter, weitere 4 Mit-arbeiter sind mit einem Zeitvertrag für bestimmte Forschungsprojekte ange-stellt. Dazu kommen noch eine Anzahl freier Mitarbeiter und Doktoranden. In der Arbeitsliste des Instituts stehen gegenwärtig 39 Forschungsprojekte von denen sich ein Grossteil mit der Behandlung von Krebspatienten mit Mistelpräparaten beschäftigt [18].

So wird zur Zeit eine Studie bei Frauen mit Cervixdysplasie (Krebsvorstufe des Muttermundes) mit dem Medikament Iscador Qu spezial durchgeführt. Bei über 15 niedergelassenen Gynäkologen und zwei universitären Polikliniken werden etwa 100 Frauen über einen Zeitraum von bis zu zwei Jahren untersucht.

Da die Cervixdysplasie sich bis zu einem gewissen Grade von selber zurückbilden kann, besteht die konventionelle Therapie aus der regelmässigen Beobachtung oder aus einem kleinen chirurgischen Eingriff.
Cervixdysplasien treten bei immer jüngeren Patientinnen auf – oft bereits schon vor der ersten Schwangerschaft. Somit stellt der operative Eingriff keine optimale Lösung dar.

Ziel einer guten Behandlung sollte eine die Ursachen der Erkrankung heilende Therapie sein.

Iscador erfüllt die Kriterien einer echten Therapie der Cervixdysplasie, da es sowohl immunmodulierend, antiviral und Krebszellen-zerstörend wirkt.
Eine erste Auswertung der Ergebnisse zeigt, dass es unter Iscadortherapie zu einer deutlichen Verbesserung der Befunde im Muttermundabstrich (PAP-Abstrich) kommt **(Abbildung)**.

Während zu Beginn der Studie alle Patientinnen eine starke Veränderung aufwiesen (PAP IIID), zeigten nach sechsmonatiger Therapie 77% der Patientinnen eine deutliche Verbesserung des Befundes.

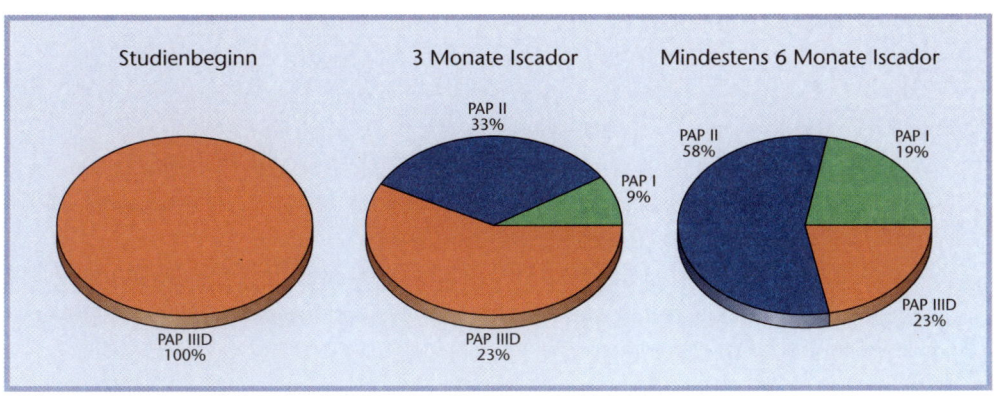

Verbesserung der Befunde im Muttermundabstrich (PAP-Abstrich) nach Iscador-Behandlung

Klinische Studien zur Misteltherapie

Durch langjährige, praktische Erfahrungen an Patientinnen und Patienten haben sich die Mistelpräparate einen festen Platz in der Tumortherapie erobert. In einer Vielzahl von Studien sind diese Ergebnisse auch klinisch-naturwissenschaftlich dokumentiert worden.

Die Resultate dieser Studien werden von Schulmedizinern unterschiedlich, zum Teil skeptisch beurteilt.

Die bisher umfangreichste kritische Analyse kommt aber zum folgenden Ergebnis [19]:

H. Kiene
Klinische Studien zur Misteltherapie karzinomatöser Erkrankungen: Eine Übersicht

Kurzfassung:
«Derzeit sind 46 Studien zur Misteltherapie karzinomatöser Erkrankungen zugänglich: hiervon sind 6 Kollektivkasuistiken und 35 kontrollierte Studien auswertbar. Die 6 Kollektivberichte umfassen Dokumentationen von teils beachtlichen Behandlungsverläufen einschliesslich Tumorremissionen unter Misteltherapie. Die 35 Berichte von kontrollierten Studien (11 historische Studien, 12 retrospektive Studien, 10 prospektive Studien, 2 randomisierte Studien) konstatieren eine Anhebung der Überlebensraten bzw. der medianen oder mittleren Überlebenszeiten unter Misteltherapie. Die Qualität der Studien ist häufig unbefriedigend. Nichtsdestoweniger zeichneten sich 9 der 35 kontrollierten Studien sowohl durch Aussagekraft als auch statistische Signifikanz der Ergebnisse aus.
Insgesamt ist festzustellen, dass die sorgfältiger durchgeführten Studien jeweils deutliche Hinweise auf eine überlebensverlängernde Wirkung der Mistelbehandlung erbrachten.»

Im einzelnen wurden dabei die
folgenden Lokalisationen untersucht:

Tumorkategorie	Anzahl der Studien
Harnblasenkarzinom	3
Prostatakarzinom	1
Diverse Genitalkarzinome	2
Zervixkarzinom	1
Ovarialkarzinom	3
Mammakarzinom	11
Magenkarzinom	2
Pankreaskarzinom	1
Kolorektale Karzinome	6
Lebermetastasen, diverse Primärtumore	3
Bronchialkarzinom	5
Pleurakarzinome	1
Malignes Melanom	4
Chronisch-myeloische Leukämie	1
Plasmozytom	1
Lebensqualität	1

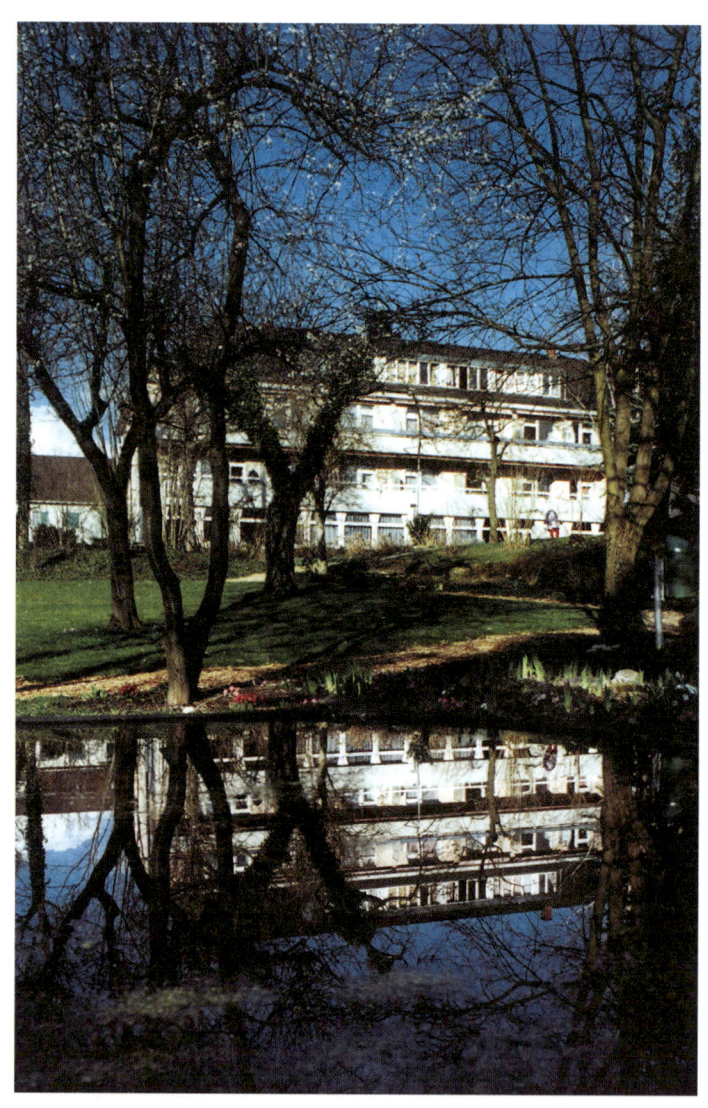

Lukas Klinik Arlesheim, Schweiz

Lebensqualitätsforschung – Zusammenarbeit einer anthroposophischen Klinik mit einer Universitätsklinik

Der Bundesrat hat 1992 dem Schweizerischen Nationalfonds für Wissenschaftliche Forschung den Auftrag erteilt, Finanzmittel für die Erforschung komplementärmedizinischer Richtungen bereitzustellen. Innerhalb dieses Nationalen Forschungsprojektes 34 wird auch ein Projekt zur Erforschung der Lebensqualität bei Krebskranken unterstützt. Dieses beruht auf einer Zusammenarbeit des INSTITUTES FÜR MEDIZINISCHE ONKOLOGIE des INSELSPITALs Bern mit der LUKAS KLINIK Arlesheim [20].

Dabei wird bei Krebspatientinnen und -patienten untersucht, auf welche Weise ihre Lebensqualität durch eine zusätzliche anthroposophische Behandlung oder durch eine zusätzliche psychoonkologische Gruppentherapie beeinflusst wird. Die Lebensqualität wird dabei mit Hilfe von Fragebögen und Interviews in körperlicher, seelischer, geistiger und sozialer Hinsicht untersucht.

Die Studie ist in drei Teilstudien aufgeteilt:

■ **Registrierstudie**
Sie untersucht, ob Unterschiede bestehen zwischen den Patienten der Lukas Klinik und des Institutes für Medizinische Onkologie am Inselspital hinsichtlich medizinischer Daten, sozialer Herkunft, Einstellung zur Komplementärmedizin und Krankheitsverarbeitung.

■ **Erfassung der Lebensqualität bei den Patienten der Lukas Klinik**
Die anthroposophisch und teilweise auch schulmedizinisch behandelten Patienten in Arlesheim werden alle zwei Monate auf ihre Lebensqualität hin untersucht, und zwar auf die gleiche Art wie in Bern.
Die Kriterien, nach denen die Patienten in die Studie aufgenommen werden, sind die gleichen wie in Bern.

■ **Erfassung der Lebensqualität bei den Patienten des Inselspitals**
Gleiche Art und Häufigkeit der Untersuchungen wie an der Lukas Klinik. Am Inselspital werden aber durch Randomisierung drei Vergleichsgruppen gebildet und dann untereinander verglichen:

Gruppe 1: rein schulmedizinische Behandlung.
Gruppe 2: schulmedizinische Behandlung und anthroposophische Zusatzbehandlung. Diese werden von einem an der Lukas Klinik ausgebildeten Arzt im Inselspital Bern durchgeführt.
Gruppe 3: schulmedizinische Behandlung und psychoonkologische Zusatzbehandlung (nach Spiegel) als Gespräch in der Gruppe einmal pro Woche.

Die Untersuchung befindet sich zur Zeit in der Auswertung.

Die Lukas Klinik Arlesheim

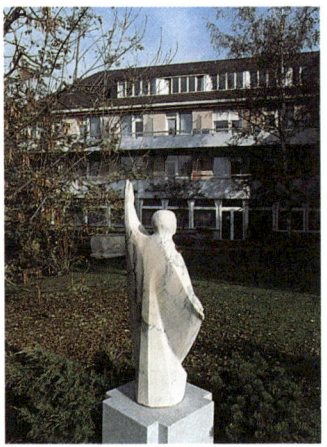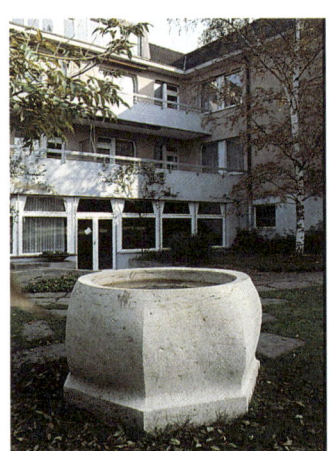

Unweit von Basel befindet sich in Arlesheim, einer Gemeinde mit noch weitgehend ländlichem Charakter am Juranordfuss, die LUKAS KLINIK.

In dieser Spezialklinik für Tumorerkrankungen werden seit 35 Jahren an Krebs leidende Patientinnen und Patienten vornehmlich mit dem Mistelpräparat Iscador behandelt.

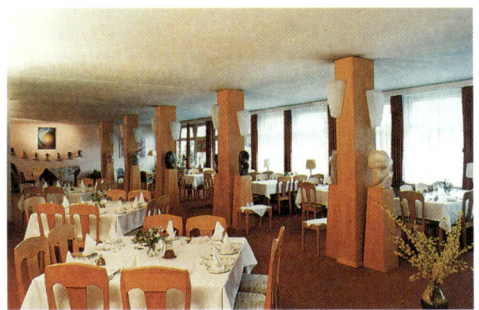

Die Lukas Klinik weist ein weitgefächertes komplementärtherapeutisches Spektrum auf, welches nicht nur die körperliche, sondern auch die seelischgeistige Situation des erkrankten Menschen berücksichtigt.

In einem modern konzipierten Gebäudekomplex verfügt die Klinik zur Zeit über 46 Betten.

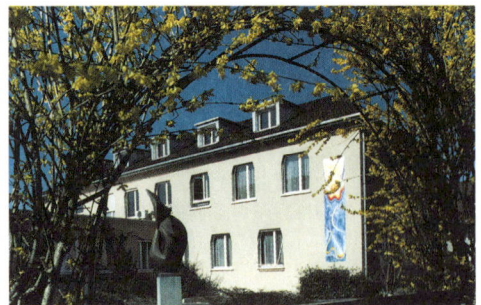

Lukas Klinik Arlesheim, Schweiz

Pflegerische und künstlerische Betreuung

Physiotherapie

Heute ist es durchaus allgemein anerkannt, dass das Immunsystem durch positive Hautreize stimuliert werden kann.

Auf das Setzen solcher Reize durch äussere Anwendungen wird in der Lukas Klinik schon seit vielen Jahren grosser Wert gelegt. Neben der klassischen Physiotherapie liegen deshalb die Schwerpunkte bei der Rhythmischen Massage und den Rhythmischen Bädern nach Dr. med. ITA WEGMAN.

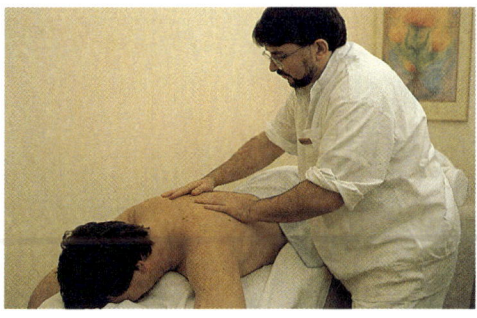

Rhythmische Massage nach Dr. Wegman

Lukas Klinik
Brachmattstrasse 19
CH–4144 Arlesheim
☎   0041 / 61 706 71 71
Fax   0041 / 61 706 71 73
Homepage: www.lukasklinik.ch
e-mail: kontakt@lukasklinik.ch

Heileurythmie

In der Heileurythmie kann dem Bedürfnis der Patientin, des Patienten, selber aktiv am Genesungsprozess mitzuwirken, in ganz besonderer Weise entsprochen werden.

Beim kranken Menschen harmonieren die inneren Bewegungen im Organismus nicht mehr. Durch die Übung gewisser Gliederbewegungen und Raumformen werden die eigenen Lebenskräfte direkt angeregt.
Auf Grundlage der ärztlichen Diagnose und Verordnung werden Übungsabläufe gelernt, die auf die Grundkrankheit eingehen, unter Berücksichtigung aller Einzelbeschwerden bis hin zur Schmerzlinderung.

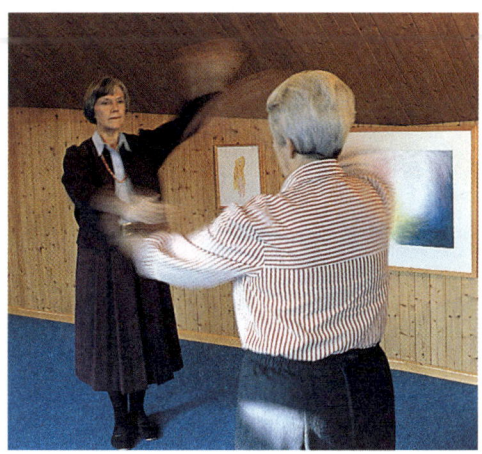

Heileurythmie

Künstlerische Therapien

Auf andere Weise als medikamentöse, aber ebenso wirksam sind die künstlerischen Therapien.

Das Heilsame der Künste, seit alters bekannt und genutzt, rückt heute vermehrt wieder ins Bewusstsein. In der Lukas Klinik ist es durch den individuell abgestimmten Einsatz ein wichtiger Teil des Gesundwerdens [21].

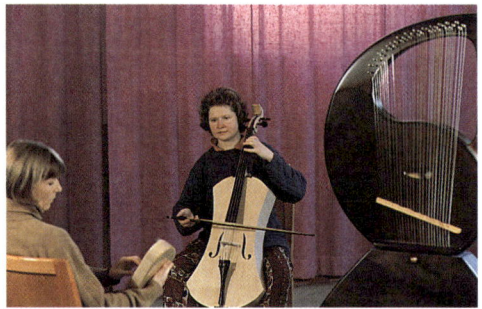

Musiktherapie

Das therapeutische Plastizieren in seiner Auseinandersetzung mit dem festen Material wirkt dabei am direktesten körperlich. Die Patientin, der Patient lernt dabei mit dem Widerstand umzugehen, ihn zu formen.

Die Maltherapie unterstützt, indem sie beim Malen die Farbigkeit in das wässrige Element hineinführt, die Kräftigung der vitalen Prozesse.

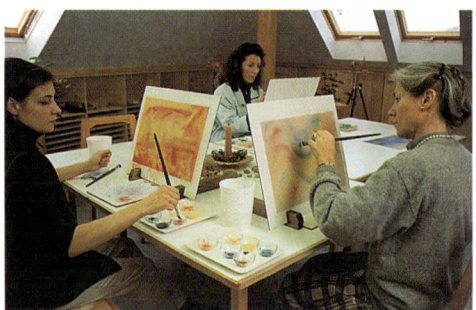

Maltherapie

Die Musik wiederum spricht uns unmittelbar im Erleben an. In der Musiktherapie werden die musikalischen Elemente (Melodie, Harmonie, Rhythmus, Takt) als Wirkprinzipien eingesetzt. Die Patienten sind hörend, lauschend oder selbst spielend am Harmonie schaffenden Heilungsprozess tätig.

In der verbalen Äusserung bringen wir unsere Individualität am deutlichsten zum Ausdruck. Die Sprachgestaltung schenkt der Arbeit mit der Sprachgebärde besondere Beachtung.

So unterschiedlich die therapeutisch eingesetzten Künste ihre Hilfe entfalten, eines ist ihnen gemeinsam: Die Freude am künstlerischen Tun setzt Energien frei, die heilend den ganzen Menschen ergreifen.

Das Institut Hiscia

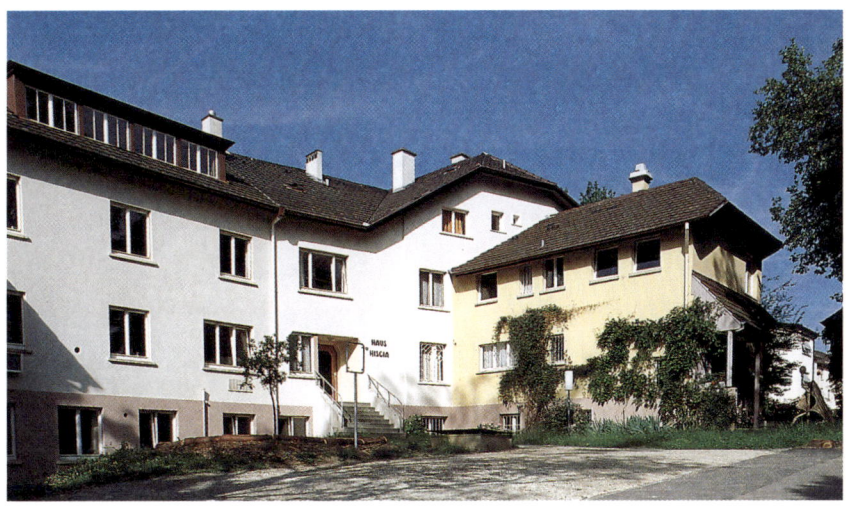

Institut Hiscia

Im Jahr 1935 wurde der VEREIN FÜR KREBSFORSCHUNG gegründet, um den vielfältigen Anregungen R. STEINERS zur Mistelverarbeitung und zur Krebstherapie mit der Mistel gezielt nachgehen zu können.

Im Jahr 1949 wurde das INSTITUT HISCIA gebaut, um eine Möglichkeit zu schaffen, die Forschungs- und Entwicklungsarbeiten konzentriert durchführen zu können.
Heute sind in der Hiscia ca. 50 Mitarbeiter tätig, darunter Ärzte, Biochemiker, Biologen, Chemiker und Physiker. Die Hauptaufgaben sind Forschung und Weiterentwicklung der Iscador-Präparate und deren Untersuchung bezüglich der chemischen Zusammensetzung und der biologischen Wirksamkeit.

Ein Ausschnitt der Aktivitäten des Verein für Krebsforschung wird jährlich in einem Jahresbericht dokumentiert, der kostenlos bezogen werden kann bei:

**Verein für Krebsforschung
Institut Hiscia**

Kirschweg 9 ■ CH–4144 Arlesheim
☎ 0041 / 61 706 72 72
Fax 0041 / 61 706 72 00
Homepage: www.hiscia.ch
e-mail: sekretariat@hiscia.ch

Initiativen zur Förderung
der anthroposophisch erweiterten Heilkunst

Als Erweiterung der bereits damals weitgehend auf naturwissenschaftliche Fakten reduzierten Medizin begründete RUDOLF STEINER 1920 eine geisteswissenschaftlich orientierte Heilkunst. Er betonte auch die Notwendigkeit einer diese Medizin tragenden und fördernden Bewegung von engagierten Menschen.

Dieser Impuls wurde 1952 in Deutschland und inzwischen in weiteren Ländern durch Vereinsgründungen aufgegriffen. Die Vereine haben das Anliegen, neben der volkspädagogischen Bewegung auch gesundheitspolitisch die Patienteninteressen im Gesundheitswesen zu vertreten.

In der Schweiz setzt sich der VEREIN FÜR EIN ANTHROPOSOPHISCH ERWEITERTES HEILWESEN seit 1977 auf verschiedenen Ebenen für die Anerkennung der anthroposophisch orientierten Medizin ein. Durch sein grosses Engagement zur Förderung eines freiheitlichen und menschengemässen Gesundheitswesens in der Öffentlichkeit, bei Behörden und Krankenkassen wuchs der Verein in den letzten Jahren zu einer bedeutenden Patientenbewegung mit über 6'000 Mitgliedern aus allen Sprachregionen des Landes.

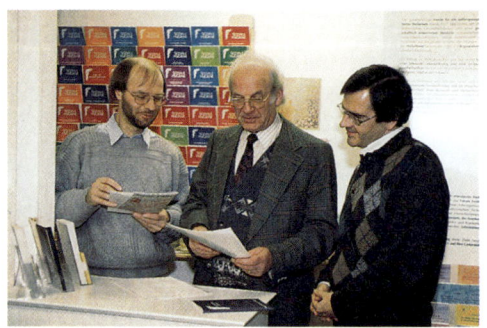

Verein für ein anthroposophisch erweitertes Heilwesen, Arlesheim (Schweiz)

Im Sinne einer volkspädagogischen Bewegung versuchen diese Initiativen, durch Vorträge und Schriften für eine bewusste Lebensführung einen Beitrag zur Volksgesundheit zu leisten.

Ausserdem haben sie sich in den letzten Jahren vermehrt für ethische Grundwerte, den Schutz der Menschenwürde, die Förderung von Gerechtigkeit und Solidarität eingesetzt. Dies wird auch in Zukunft, insbesondere in den gefährdeten Grenzbereichen wie Geburt und Tod, ein zentrales Anliegen bleiben.

Kontaktadressen

Deutschland

Verein für Anthroposophisches Heilwesen e.V.
Johannes-Kepler-Strasse 56
D– 75378 Bad Liebenzell-Unterlengenhardt
☎   0049 / 7052 20 34
Fax   0049 / 7052 41 07

Schweiz

Verein für ein anthroposophisch erweitertes Heilwesen
Postplatz 5 ■ Postfach ■ CH– 4144 Arlesheim
☎   0041 / 61 701 15 14
Fax   0041 / 61 701 15 03

Österreich

Verein für ein anthroposophisch erweitertes Heilwesen
Schillerstr. 6 ■ A– 8010 Graz
☎   0043 / 316 32 10 72 10
Fax   0043 / 316 32 10 72 12

Literatur

1. Barlow B.A., Hawksworth F.G., Kuijt J., Polhill R.M., Wiens D.: Genera of mistletoes. The Golden Bough 11, 1–4 (1989)

2. Tubeuf K., v.: Monografie der Mistel. Verlag Oldenbourg München, Berlin, 1923

3. Grazi G.: Mistelkultivierung im Laboratorium Hiscia. In: Misteltherapie, eine Antwort auf die Herausforderung Krebs; die Pioniertat R. Steiners und I. Wegmans. Leroi R. (Hrsg.), Verlag Freies Geistesleben, Stuttgart, 1987, S. 148–159

4. Ramm H.: Die Mistel in der Zeit. Der Merkurstab 48 (2), 113–123 (1995)

5. Franz H.: Inhaltsstoffe der Mistel *(Viscum album L.)* als potenzielle Arzneimittel. Pharmazie 40 (2), 97–104 (1985)

6. Urech K., Ramm H.: Die Polarität der Mistel. Der Merkurstab 50 (3), 157–168 (1997)

7. Schaller G., Urech K., Giannattasio M., Jäggy C.: Viscotoxinspektren von *Viscum album* L. auf verschiedenen Wirtsbäumen. In: Grundlagen der Misteltherapie. Scheer R., Becker H., Berg P.A. (Hrsg.), Hippokrates Verlag, Stuttgart, 1996, S. 105–110

8. Flückiger H.: Welche Einsichten in das Wesen der Mistel vermittelt die Steigbildmethode? In: Misteltherapie, eine Antwort auf die Herausforderung Krebs; die Pioniertat R. Steiners und I. Wegmans. Verlag Freies Geistesleben, Stuttgart, 1987, S. 160–172

9. Ribéreau-Gayon G., Jung M.L., Baudino S., Sallé G., Beck J.P.: Effects of mistletoe *(Viscum album)* extracts on cultured tumor cells. Experientia 42, 594–599 (1986)

10. Urech K., Schaller G., Ziska P., Giannattasio M.: Comparative study on the cytotoxic effect of viscotoxin and mistletoe lectin on tumour cells in culture. Phytotherapy Research 9, 49–55 (1995)

11. Pfeiffer E.: Eine qualitative chromatographische Methode zur Bestimmung biologischer Werte. In: Lebendige Erde, Heft 5 (1960)

12. Leroi R. (Hrsg.): Misteltherapie, eine Antwort auf die Herausforderung Krebs; die Pioniertat R. Steiners und I. Wegmans. Verlag Freies Geistesleben, Stuttgart, 1987

13. Gorter R.W., van Wely M., Stoss M., Wollina U.: Subcutaneous infiltrates induced by injection of mistletoe extracts (Iscador®), American Journal of Therapeutics 5, 181–187 (1998)

14. Heusser P.: Immunologische Resultate der Mistelbehandlung. In: Misteltherapie, eine Antwort auf die Herausforderung Krebs; die Pioniertat R. Steiners und I. Wegmans, Verlag Freies Geistesleben, Stuttgart, 1987, S. 119–137

15. Hajto T., Lanzrein Ch.: Natural killer and antibody-dependent cell-mediated cytotoxicity activities and large granular lymphocyte frequencies in *Viscum album*-treated breast cancer patients. Oncology 43, 93–97 (1986)

16. Lukyanova EM et al.: Die Behandlung immunsupprimierter Kinder nach dem Tschernobyl-Unfall mit *Viscum album* (Iscador®): klinische und immunologische Untersuchungen. Forschende Komplementärmedizin 1994; 1:58–70

17. Chernyshov VP et al.: Immunomodulatory actions of *Viscum album* (Iscador®) in children with recurrent respiratory disease as a result of the Chernobyl nuclear accident. Complementary Therapies in Medicine 1997; 5:141–146

18. Gorter R.W., Stein J., Stoss M., Linder M.: Prospektive, longitudinale, dosiseskalierende, randomisierte Phase-I/II-Studie mit Iscador® QuFrF und Iscador® Qu Spezial mit HIV-Positiven, Krebspatienten und gesunden, nichtrauchenden Probanden. Forsch. Komplementärmed. 3 (4), 169–175 (1996)

19. Kiene H.: Klinische Studien zur Misteltherapie karzinomatöser Erkrankungen: Eine Übersicht. Therapeutikon 3 (6), 347– 353 (1990)

20. Heusser P.: Lebensqualitätsstudie bei Krebspatienten im Rahmen des Schweizerischen Nationalfondsprojektes 34 über Komplementärmedizin. In: Grundlagen der Misteltherapie. Scheer R., Becker H., Berg P.A. (Hrsg.), 1996, S. 519–525

21. Heiligtag R.: Die Künstlerischen Therapien. In: Bewährte Naturheilverfahren bei Krebs mit Spezialthema Misteltherapie. Heiligtag R. (Hrsg.), Falken-Verlag, Niedernhausen, 1990, S. 53–73

Weitere Literatur zur Mistel und zur Therapie mit Mistelpräparaten findet man im Internet unter:

http://www.hiscia.ch/literatur.asp

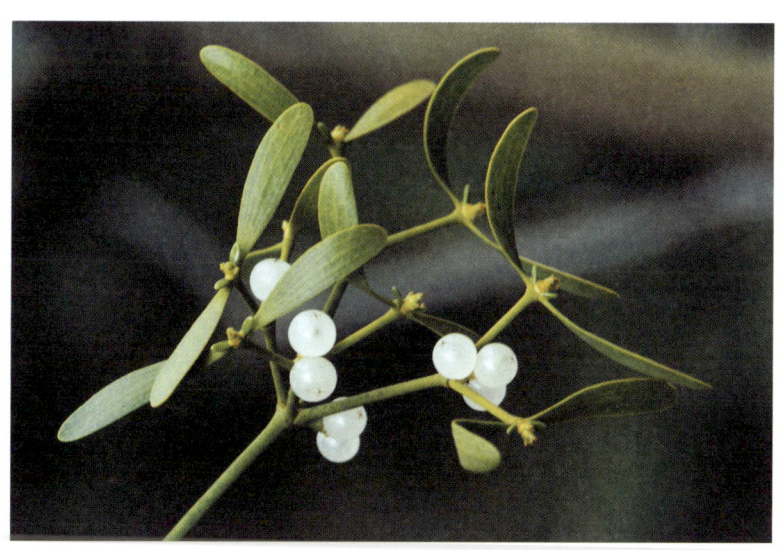

Anthroposophisch orientierte Kiniken*

Brasilien

Clinica Tobias
Rua Regina Badra 576
BR–04641 Sao Paulo
☎ 0055 / 11 247 37 99

Clinica Vivenda Sant'Anna
Rua Hermann Toledo, 407, Bairro Sant'Anna
BR–36037– 210 – Juiz de Fora – MG
☎ 0055 / 32 231 10 32
Fax 0055 / 32 212 27 76
Fax 0055 / 32 212 76 13

Deutschland

Filderklinik
Gemeinnütziges Gemeinschaftskrankenhaus
Im Haberschlai 7
D–70794 Filderstadt
☎ 0049 / 711 77 03 0
Fax 0049 / 711 77 03 36 79
Fax Pforte / 711 77 03 16 20

Friedrich-Husemann-Klinik
Klinik für Psychiatrie, Psychosomatik
und Neurologie
D–79255 Buchenbach
☎ 0049 / 7661 39 20
Fax 0049 / 7661 39 21 07

Gemeinnütziges Gemeinschaftskrankenhaus
Beckweg 4
D–58313 Herdecke/Ruhr
☎ 0049 / 2330 621
Fax 0049 / 2330 623 995

Gemeinschaftskrankenhaus Havelhöhe
Kladower Damm 221
D–14089 Berlin
☎ 0049 / 30 365 01 0
Fax 0049 / 30 365 01 444

Klinik Öschelbronn
Am Eichhof
D–75223 Niefern-Öschelbronn
☎ 0049 / 7233 68 0
Fax 0049 / 7233 68 110

Knappschafts-Krankenhaus Essen-Steele
Am Deimelsberg 34a
D–45276 Essen
☎ 0049 / 201 560 73 66 oder 560 73 52

Krankenhaus Lahnhöhe
Am Kurpark 1
D–56112 Lahnstein
☎ 0049 / 2621 915 0
Fax 0049 / 2621 915 575

Krankenhaus Rissen
Suurheid 20
D–22559 Hamburg
☎ 0049 / 40 81 91 0
Fax 0049 / 40 81 30 19

Kreiskrankenhaus Heidenheim
Homöopathische Abteilung
Schlosshausstrasse 100
D–89522 Heidenheim
☎ 0049 / 7321 332 502

Heilstätte Sieben Zwerge
Fachklinik für Drogenkrankheiten
Grünwanger Strasse 4
Postfach 1153
D–88682 Salem-Oberstenweiler
☎ 0049 / 7544 507 0
Fax 0049 / 7544 507 51

Paracelsus-Krankenhaus
Burghaldenweg 60
D–75378 Bad Liebenzell/Unterl.
☎ 0049 / 7052 925 0
Fax 0049 / 7052 925 215

Therapeutische Gemeinschaft
für Kinder-und Jugendpsychiatrie –
Sonderkrankenhaus
D–79691 Neuenweg/Südschwarzwald
☎ 0049 / 7673 7891

Anthroposophisch orientierte Kiniken*

Grossbritannien

Park Attwood Clinic
Trimpley, Bewdley
GB–Worcs. DY12 1RE
☎ 0044 / 1299 86 14 44
Fax 0044 / 1299 86 13 75

Holland

Bernhard Lievegoed Klinik
Prof. Bronckhorstlaan
NL– 3723 MB Bilthoven
☎ 0031 / 30 225 55 55
Fax 0031 / 30 228 30 96

Österreich

Private Krankenanstalt Dr. Felbermayer
A–6793 Gaschurn/Montafon
Diät- und Kneipp-Sanatorium
☎ 0043 / 5558 86 17 0
Fax 0043 / 5558 86 17 41

Schweden

Vidarkliniken
S–15391 Järna
☎ 0046 / 8551 505 10
Fax 0046 / 8551 501 71

Schweiz

Bezirksspital Langnau
Komplementärmedizinische Abteilung
CH–3550 Langnau i.E.
☎ 0041 / 34 409 22 22
Fax 0041 / 34 409 23 23

Casa Di Cura Andrea Cristoforo
Kur- und Erholungsheim
Via Collinetta 25
CH–6612 Ascona
☎ 0041 / 93 25 18 41 / 2

Ita Wegman-Klinik
Pfeffinger Weg 1
CH–4144 Arlesheim
☎ 0041 / 61 705 71 11
Fax 0041 / 61 705 02 74

Lukas Klinik
Spezialklinik für Iscador-Behandlung
Brachmattstrasse 19
CH–4144 Arlesheim
☎ 0041 / 61 706 71 71
Fax 0041 / 61 706 71 73
Homepage: www.lukasklinik.ch
e-mail: kontakt@lukasklinik.ch

Merian Iselin-Spital
Homöopathisch-anthroposophische
Belegeabteilung für innere Medizin
Föhrenstrasse 2
CH–4009 Basel
☎ 0041 / 61 305 12 12

Dr. med. Markus Greub
Tannerstrasse 71
CH– 4054 Basel
☎ 0041 / 61 301 53 78
Fax 0041 / 61 301 18 66

Paracelsus-Spital
Bergstrasse 16
CH–8805 Richterswil
☎ 0041 / 1 787 21 21
Fax 0041 / 1 787 23 51

* Diese Liste umfasst alle anthroposophisch
orientierten Kliniken ohne Gewähr, dass dort
immer eine Iscador-Behandlung möglich ist.
Stand 16. Juni 1998

Hinweis auf Bücher und Videos

Glöckler M., Schürholz J. (Hrsg.):
Krebsbehandlung in der anthroposophischen Medizin
Verlag Freies Geistesleben, Stuttgart, 1996

Wagner R.:
Praktische Prüfungsmethoden zur Beurteilung der Misteltherapie;
Beiträge zur Krebstherapie
Verlag Urachhaus, Stuttgart, 1994

Wagner R.:
Ozonkrankheiten – Entstehung, Symptome, Therapien
Verlag Urachhaus, Stuttgart, 1995

Wagner R.:
Krebs – 160 Fragen und Antworten zur Therapie mit ISCADOR®
Beiträge zur Krebstherapie III
Verlag Urachhaus, Stuttgart, 1996

Für Interessenten sind jetzt zwei **Videokassetten** verfügbar:

■ Film 1 mit dem Titel **«Erste Schritte mit der Iscador®-Misteltherapie»**
behandelt die wesentlichen Elemente einer Iscador-Therapie.
(VHS, PAL, 26 Minuten)

■ Film 2 mit dem Titel **«Von der Mistelpflanze zum Krebsmittel Iscador®»**
konzentriert sich auf die Aspekte der Mistelbotanik und die dazugehörende
Pharmazeutik. (VHS, PAL, 25 Minuten)

Beide Filme liegen auch in englischer Sprache vor (VHS, PAL bzw. NTSC).

Diese Videofilme sind zu beziehen über:
Verlag für GanzheitsMedizin, Peter Merian-Strasse 58, CH–4002 Basel
Telefon   0041 / 61 272 9009
Fax   0041 / 61 272 9008
e-mail   becker@ganzheitsmedizin.ch

Die Videos zur Iscador-Misteltherapie

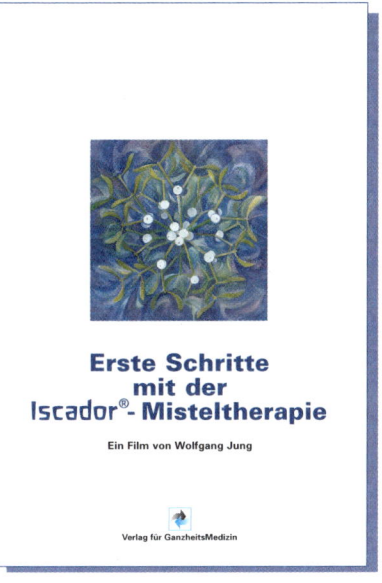

- Sinnvolle Kombinationen von Iscador mit klassischen Tumortherapien
- Wie der Hausarzt dem krebskranken Patienten mit Iscador helfen kann
- Ärzte und Patienten berichten detailliert über die Therapieformen und -erfolge mit Iscador
- Möglichkeiten des Patienten, aktiv an seinem Heilungsprozess mitzuwirken

VHS, PAL, 26 Minuten
Produktion: Delphin Film Produktion, Schorndorf
Im Auftrag von: Verlag für GanzheitsMedizin, Basel, ©1998
Preis: SFr. 22.– / DM 26.– plus Porto/Verpackung

Erste Schritte mit der Iscador®-Misteltherapie

Ein Film von Wolfgang Jung

Verlag für GanzheitsMedizin

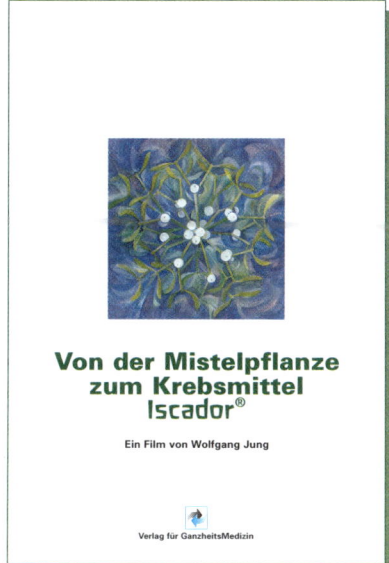

Von der Mistelpflanze zum Krebsmittel Iscador®

Ein Film von Wolfgang Jung

Verlag für GanzheitsMedizin

- Botanische Besonderheiten und jahreszeitliche Entwicklung der Mistelpflanze
- Wie, wo und unter welchen Bedingungen die Mistel kultiviert wird
- Bedeutung von Sommer- und Wintermistel für die Herstellung von Iscador
- Der Weg von der Ernte bis zum spezifischen Krebsmittel Iscador (Herstellungsverfahren)

VHS, PAL, 25 Minuten
Produktion: Delphin Film Produktion, Schorndorf
Im Auftrag von: Verlag für GanzheitsMedizin, Basel, ©1998
Preis: SFr. 22.– / DM 26.– plus Porto/Verpackung

Weitere Informationen zur Iscador®-Misteltherapie sind erhältlich bei:

Verlag für GanzheitsMedizin ■ Peter Merian-Strasse 58 ■ CH-4002 Basel ■ Telefon +41 61 272 90 09 ■ Fax +41 61 272 90 08
e-mail: becker@ganzheitsmedizin.ch ■ Internet: www.ganzheitsmedizin.ch

Verlag für GanzheitsMedizin